Inklusion am Theater

Leipziger Studien zur angewandten Linguistik und Translatologie

Herausgegeben von Peter A. Schmitt

Band 19

PETER LANG
EDITION

Nathalie Mälzer / Maria Wünsche

Inklusion am Theater

Übertitel zwischen Ästhetik und Translation

Bibliografische Information der Deutschen Nationalbibliothek
Die Deutsche Nationalbibliothek verzeichnet diese Publikation
in der Deutschen Nationalbibliografie; detaillierte bibliografische
Daten sind im Internet über http://dnb.d-nb.de abrufbar.

Umschlagentwurf:
Peter A. Schmitt und Thomas Richter

ISSN 1862-7056
ISBN 978-3-631-74117-7 (Print)
E-ISBN 978-3-631-74156-6 (E-Book)
E-ISBN 978-3-631-74157-3 (EPUB)
E-ISBN 978-3-631-74158-0 (MOBI)
DOI 10.3726/b13027

© Peter Lang GmbH
Internationaler Verlag der Wissenschaften
Berlin 2018
Alle Rechte vorbehalten.
Peter Lang Edition ist ein Imprint der Peter Lang GmbH.

Peter Lang – Berlin · Bern · Bruxelles ·
New York · Oxford · Warszawa · Wien

Diese Publikation wurde begutachtet.

www.peterlang.com

Inhalt

Abbildungsverzeichnis 7

1 Einleitung 9

  1.1 Die Inklusionsdebatte und ihre Bedeutung für das Theater 15

  1.2 Gehörlosigkeit – Schwerhörigkeit – Hörendsein 20

2 Theatertranslation zwischen Ästhetik und Zugänglichkeit 23

  2.1 Theatertranslation als Paratext 31

    2.1.1 Die Übertitelung 31

    2.1.2 Das Gebärdensprachdolmetschen 35

      2.1.2.1 Exkurs: Gebärdensprache 35

      2.1.2.2 Gebärdensprachdolmetschen am Theater 37

    2.1.3 Inklusiver Ansatz – Nutzung des Potenzials von Übertiteln
und GSD 39

  2.2 Strategien der Theatertranslation als inkludierendes Element 41

    2.2.1 Die frühe Einbindung der Translation in die
Produktionsprozesse 42

    2.2.2 Theatertranslation als theatrales Ausdrucksmittel 45

      2.2.2.1 Übertitel zwischen kommunikativer und
ästhetischer Funktion 45

      2.2.2.2 Gebärdensprache als verbale und kinesische Zeichen
auf der Bühne 47

    2.2.3 Aufbrechen der Dichotomie Ausgangstext/Zieltext 49

3 Inklusion im Theater am Beispiel inklusiver
Theaterproduktionen: *Club der Dickköpfe und
Besserwisser* und *von außen zu nah* 53

  3.1 Produktionstechnische Abläufe und Strukturen 53

  3.2 Rechtliche Fragen 54

  3.3 Der Einsatz von Über- und Untertiteln in den Inszenierungen 55

3.4 Der Einsatz von Gebärdensprache in den Inszenierungen 58

3.5 Analyse zweier Aufführungen 60

    3.5.1 Klub Kirschrot: *Club der Dickköpfe und Besserwisser* 61

    3.5.2 Zwischenfazit 74

    3.5.3 BwieZack: *von außen zu nah* 75

    3.5.4 Zwischenfazit 81

4 Die Rezeptionsstudien zum Theaterstück 85

    4.1 Aufbau des Fragebogens 87

    4.2 Klub Kirschrot: *Club der Dickköpfe und Besserwisser* 89

        4.2.1 Ergebnisse Kinder 90

        4.2.2 Ergebnisse Erwachsene 94

        4.2.3 Zwischenfazit und methodische Grenzen der Studie 97

    4.3 BwieZack: *von außen zu nah* 98

        4.3.1 Ergebnisse 98

        4.3.2 Zwischenfazit 102

    4.4 Diskussion: Über die Notwendigkeit von Richtlinien 103

5 Fazit und Ausblick: die Ausweitung der Spielzone 107

Literatur- und Quellenverzeichnis 111

    Primärquellen 111

    Sekundärquellen 111

    Weitere Quellen 119

Abbildungsverzeichnis

Abb. 1:   Video in Deutscher Gebärdensprache ohne Übersetzung. Szene
          aus *Club der Dickköpfe und Besserwisser* von Klub Kirschrot mit
          Benedikt J. Sequeira Gerardo. © Andreas Hartmann.................... 10

Abb. 2:   Translationsformen im Theaterkontext..................... 26

Abb. 3:   Partielle intersemiotische Übersetzung bei der Translation für
          die Bühne.................. 29

Abb. 4:   Erweitertes Schema der Codes und Kanäle
          (vgl. Wünsche 2015: 27) 30

Abb. 5:   Übersetzungsformen und -richtungen im Projekt
          Inklusives Theater.................. 50

Abb. 6:   Übertitel als Figurenlabel und untertiteltes Video. Szene
          aus *Club der Dickköpfe und Besserwisser* von Klub Kirschrot
          mit Elvira Jesse. © Andreas Hartmann.................. 56

Abb. 7:   Comic-Elemente im Übertitel aus *Club der Dickköpfe und
          Besserwisser* von Klub Kirschrot.................. 68

Abb. 8:   Übertitel im gesamten Raum aus *Club der Dickköpfe und
          Besserwisser* von Klub Kirschrot.................. 69

Abb. 9:   Hörstatus des Publikums.................. 89

Abb. 10: Kannst du/Beherrschen Sie die Deutsche Gebärdensprache?............. 90

Abb. 11: Was trifft eher auf dich zu?.................. 91

Abb. 12: Warum konntest du die Übertitel nicht gut lesen? 93

Abb. 13: Hörstatus des Publikums.................. 99

Abb. 14: Kannst du/Beherrschen Sie die Deutsche Gebärdensprache?............. 99

Abb. 15: Übertitel am Theater: Welche Aussage trifft am ehesten zu?............. 100

1 Einleitung

Abstract: The introduction to this book presents the project "Inklusives Theater" (inclusive theatre) and its key terms and concepts. It provides definitions of the terms "accessibility" and "inclusion" and explains the distinction between them in the context of stage productions for a D/deaf, hard of hearing and hearing audience.

»Ich will.«

»Ich will.«

Zwei Figuren streiten miteinander. Mutter und Kind an einer Supermarktkasse. Der Ton wird schärfer. Zugleich füllt sich die Rückwand des Bühnenraums mit den projizierten Buchstaben der sich wiederholenden Replik: *Ich will*[1] – mal in Gelb, mal in Blau, je nachdem, welche Figur gerade spricht – bis das Schriftbild anschwillt und sich innerhalb von Sekunden den gesamten Raum erobert. Ohrenbetäubendes Gebrüll ertönt. Ein Teil der Zuschauer_innen zuckt zusammen. Ein Kind hält sich die Ohren zu. Ein anderes dreht am Regler seines Hörgeräts. Weitere reagieren mit einem überraschten »ah«.

Ein Aufatmen geht durch das Publikum, das gerade der Aufführung eines Kindertheaterstücks beiwohnt – ein Publikum aus Kindern und Erwachsenen, aus Hörenden, aus Schwerhörigen und aus Gehörlosen verschiedener Altersgruppen. Nicht alle haben das Gebrüll der Schauspielerin hören können, aber alle haben es zumindest gesehen, an ihrer Körperhaltung, am weit geöffneten Mund, an ihrer verzerrten Miene und an den Riesenlettern, die das Schreien der Schauspielerin haben sichtbar werden lassen.

In einer anderen Szene rennt eine von drei Figuren um ein Gewächshaus (Tafelteil 4). Dessen Vorderseite ist mit Papier bespannt. Die Worte der atemlosen Figur werden per Beamer auf die weiße Fläche projiziert. Es geht um Krieg, um Hass, um das, was passiert, wenn Menschen nicht mehr miteinander sprechen. Nach einem letzten keuchenden Ausruf springt die Schauspielerin unvermittelt durch die Papierwand. Mit lautem Knall wird die Projektionsfläche zerstört, die Kommunikation bricht sicht- und hörbar ab. Erschöpft steht die Schauspielerin da. Nach einer Weile leuchtet in dem weitgehend dunklen Bühnenraum winzig klein ein zaghaftes *Hallo* auf. Weitere *Hallos* werden in den Raum getupft, gehen

---

[1]   Im Folgenden werden schriftsprachliche Elemente des Übertitels kursiv markiert. Lautsprachliche Äußerungen auf der Bühne werden durch Anführungszeichen deutlich gemacht.

auf wie Sterne am nächtlichen Himmel, keiner spricht. Man hört nur das Atmen der Schauspielerin, während die auf die gesamte Bühne projizierten Übertitel anscheinend versuchen, die Kommunikation wiederaufzunehmen. Die Szene endet mit der Projektion eines forschen und auffordernden *Hallos* in Großbuchstaben über die gesamte Bühne.

Statt der Wiederaufnahme der Gespräche zwischen den Figuren folgt jedoch eine Videoprojektion. Sie zeigt einen Mann, der stumm Hände und Lippen bewegt. Tänzerische Gesten für einen Teil des Publikums, Gebärden, die eine Geschichte erzählen, für die anderen.[2] Ästhetische Bewegungen für die einen, verbale Elemente für die anderen.

Abb. 1: Video in Deutscher Gebärdensprache ohne Übersetzung. Szene aus Club der Dickköpfe und Besserwisser *von Klub Kirschrot mit Benedikt J. Sequeira Gerardo.* © Andreas Hartmann

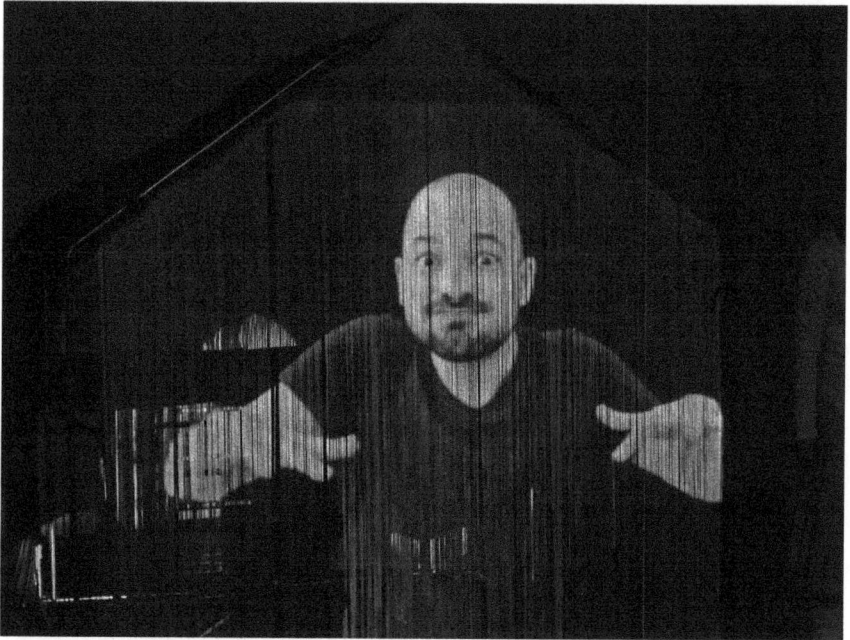

Prekäre Kommunikation ist ein zentrales Thema des Stücks *Club der Dickköpfe und Besserwisser*, das in einer losen Folge von Szenen verschiedene Situationen

---

2   Das Video kann hier betrachtet werden: https://vimeo.com/130236902.

beleuchtet, in denen Kinder und/oder Erwachsene miteinander in Konflikt geraten oder Ausgrenzung erfahren.

Prekäre Kommunikationssituation

Auf prekäre Kommunikationssituationen kann jeder Mensch stoßen. Das Misslingen von Kommunikation gehört zur alltäglichen Erfahrung, zum Beispiel, wenn zwei Personen miteinander sprechen möchten, sich aber nicht verstehen, oder etwas präziser ausgedrückt: Wenn die eine die sprachlichen Zeichen, die die andere verwendet, nicht (richtig) deuten kann, weil sie die Sprache der anderen nicht (ausreichend) kennt. Doch um derartige Verstehensbarrieren geht es in dem Stück nur teilweise. Im Fokus stehen vielmehr kommunikative Barrieren, die entstehen, wenn eine Person über eine eingeschränkte Sinneswahrnehmung verfügt und die sprachlichen Zeichen ihres Gegenübers nur schlecht oder gar nicht wahrnehmen kann.[3]

Eine besonders prekäre Kommunikationssituation ist etwa dann gegeben, wenn ein hörender und ein gehörloser Mensch aufeinandertreffen und beide über keine gemeinsame Sprache verfügen, also, wenn der Hörende keine Gebärdensprache erlernt hat oder der Gehörlose das Lippenabsehen nicht beherrscht und die Lautsprache nicht oder nur eingeschränkt verwenden kann. Die Einschränkung der Kommunikation ist in diesem Fall ähnlich wie beim Aufeinandertreffen monolingualer Menschen, die verschiedene Landessprachen sprechen. Sie müssen entweder auf andere Kommunikationsmittel ausweichen (bei einer Face-to-Face-Situation etwa durch den Rückgriff auf nonverbale Kommunikation wie Gestik und Mimik) oder die Hilfe eines Sprachmittlers oder einer Sprachmittlerin aufsuchen, der oder die ihnen hilft, die Verstehensbarrieren zu umgehen. In beiden Fällen ist ohne Translation ein gegenseitiges Verstehen unmöglich. Ein wesentlicher Unterschied zwischen dieser Situation und der zuvor erwähnten liegt jedoch in der Asymmetrie der Wahrnehmung. Während die Lautsprache von Gehörlosen nur teilweise oder gar nicht über die Sinne wahrnehmbar ist, können Hörende Gebärdensprache, sofern sie nicht blind sind, zumindest sehen, wenn auch nicht unbedingt verstehen. Gebärdensprache kann von Hörenden erlernt, Lautsprache hingegen von ertaubten Personen meist nur produziert werden. Eine rezeptive Wahrnehmung ist nicht oder nur eingeschränkt möglich. Damit erweist sich zumindest die Face-to-Face-Kommunikation zwischen Hörenden und Gehörlosen als prekär.

---

3 Zu einer ausführlichen Taxonomie von Kommunikationsbarrieren siehe Schubert (2016: 17f).

Ausgangssituation

An deutschen Theaterhäusern oder bei Festivals wird zur Umsetzung von Barrierefreiheit überwiegend auf drei Mittel rekurriert: Um Sprachbarrieren zu überwinden kommen bei Festivals, in Opernhäusern und Theaterhäusern, die fremdsprachige Inszenierungen zeigen (vgl. Griesel 2000: 3), häufig interlinguale Übertitel oder eine Simultanverdolmetschung zum Einsatz. Auch wenn Theateraufführungen einem fremdsprachigen Publikum zugänglich gemacht werden sollen, werden gern Übertitel verwendet. Diese Techniken dienen vorwiegend der Überwindung von Sprachbarrieren. Aber auch Sinnesbarrieren versucht man mittlerweile in Theatern zu umgehen (vgl. Bartoll 2014). So findet man für blinde oder sehgeschädigte Besucher_innen Aufführungen mit live eingesprochenen Beschreibungen der visuellen Eindrücke, also Audiodeskriptionen, und/oder für schwerhörige oder gehörlose Menschen Aufführungen mit Gebärdensprachdolmetscher_innen, die die lautsprachlichen Äußerungen der Schauspieler_innen auf oder neben der Bühne in Gebärdensprache dolmetschen. Nach Übertitelungen, die ähnlich wie die sogenannten Captions im Fernsehen die akustischen Anteile einer Theateraufführung – Lautsprache, paraverbale Elemente, Geräusche und Musik – für Gehörlose und Schwerhörige intersemiotisch in Schriftzeichen übersetzen, sucht man in Deutschland jedoch meist vergeblich. Bartoll zufolge gibt es diese nur vereinzelt in Spanien und Italien (vgl. ebd.: 171ff). Allum erwähnt darüber hinaus Großbritannien, wo *captioning* – wie das Übertiteln für Gehörlose auf Englisch genannt wird – deutlich verbreiteter ist (vgl. Allum 2014: 64f). In Deutschland setzt sich der Verein *Social Affairs* für die Verbreitung von Gehörlosenübertiteln in Theatern ein und seit 2015 auch die Universität Hildesheim mit dem Projekt Inklusives Theater.[4]

Es mag verwundern, dass sich die Praxis der Gehörlosenübertitelung an deutschen Bühnen bislang nicht durchgesetzt hat. Das heißt aber nicht, dass es keine Bemühungen gäbe, Barrierefreiheit für Gehörlose und Schwerhörige an Theatern umzusetzen, allerdings wird die Zielgruppe durch die verwendeten Techniken ausdifferenziert, um nicht zu sagen, separiert. Um Schwerhörigen einen besseren Zugang zu Aufführungen zu ermöglichen, greifen Theaterhäuser gern auf Induktionsschleifen zurück (vgl. Blumenauer 2015: 31ff), die Träger_innen

---

4   Regelmäßig aktualisierte Informationen zu dem Stand des Projekts findet man unter folgendem Link: https://www.uni-hildesheim.de/fb3/institute/institut-fuer-uebersetzungswiss-fachkommunikation/forschung/forschungsprojekte/inklusives-theater/.

von Hörgeräten ein störungsfreies, verstärktes Audiosignal bieten.[5] Für früh ertaubte oder von Geburt an gehörlose Menschen, die gebärden, gibt es Aufführungen mit Gebärdensprachdolmetscher_innen, wie etwa am Hans Otto Theater in Potsdam und an einigen anderen Theatern, etwa in Köln und Hamburg (vgl. Gerlach/Hillert 2014: 185). Beide Lösungen, induktive Höranlagen und gebärdete Aufführungen, sollen der jeweils anvisierten Zielgruppe einen (deutlich verbesserten) Zugang zum Theaterangebot ermöglichen. Bei beiden Techniken muss man jedoch bemängeln, dass sie eine exkludierende Wirkung im Sinne von Kronauer (2010b: 56) auf weite andere Teile des potentiellen Publikums haben. So haben spätertaubte Menschen häufig nicht die Gebärdensprache erlernt und können daher von einer gebärdeten Aufführung nicht profitieren, während vollständig ertaubten Personen die Installation einer Induktionsschleifenanlage keinen Zugang eröffnet.

Es ist hier nicht der Ort, um über die Gründe der Theaterhäuser zu spekulieren, warum sie sich im Einzelfall für oder gegen den Einsatz bestimmter Accessibility-Techniken entscheiden. Auch geht es nicht darum, diese Entscheidungen pauschal zu verurteilen. Fakt ist allerdings, dass der Rückgriff auf Induktionsanlagen oder Gebärdensprachverdolmetschungen jeweils nur Teile der heterogenen Zielgruppe gehörloser und schwerhöriger Menschen anspricht. Angesichts dieser Ausgangssituation ist an der Universität Hildesheim die Idee entstanden, Captions als weitere Accessibility-Form am Theater zu erproben, bei der Umsetzung mit den spezifischen Ausdrucksmöglichkeiten von Übertiteln zu experimentieren und die Akzeptanz dieses Kommunikationsmittels beim Publikum zu überprüfen.

Zu diesem Zweck wurde 2015 unter der Leitung von Nathalie Mälzer das Projekt Inklusives Theater ins Leben gerufen. Im Unterschied zu anderen Theaterprojekten, die sich auch als inklusiv bezeichnen, geht es hierbei weniger um Inklusion auf der Bühne, also um den Einbezug von Schauspieler_innen mit Behinderungen ins Ensemble[6] – auch wenn dieser nicht ausgeschlossen

---

5   Zu den Vor- und Nachteilen sowie zu technischen Details von Induktionsanlagen
    äußern sich Vertreter_innen von Theatern und schwerhörige Theaterbesucher_innen
    in Interviews, die Blumenauer (2015) durchgeführt hat und die sie im Anhang ihrer
    Masterarbeit als Transkript zur Verfügung stellt.
6   Als Beispiele sind hier u. a. die Volxakademie Bethel zu nennen, im Rahmen derer
    inklusive Theater- und Performanceprojekte entstehen (vgl. www.theaterwerkstatt-
    bethel.de/Volxakademie.html), oder die Freie Bühne München, deren Ensemble sowie Technik- und Regieteam aus Menschen mit und ohne Behinderungen besteht
    (vgl. www.freiebühnemünchen.de/wir/idee). Ein weiteres inklusives Theaterprojekt

ist –, sondern es wird in erster Linie Inklusion im Zuschauerraum angestrebt. Sie soll durch den kreativen Einsatz von Accessibility-Techniken erreicht werden, der über die reine Umsetzung von Barrierefreiheit hinaus eine inklusive Wirkung entfalten, Ausgrenzungen erfahrbar machen und zur Reflexion anregen soll. Dies erscheint beim Theater besonders geboten, da diese Kunstform par excellence ein Ort der Begegnung, der Wechselwirkungen zwischen Schauspieler_innen und Publikum in einem Raum ist, der je nach Inszenierung eine mehr oder weniger starke Trennung zwischen beiden Gruppen vornimmt – ein Ort, der das Potenzial besitzt, bestehende Strukturen in Frage zu stellen und gesellschaftliche Zustände zu ironisieren. Desto wichtiger erscheint es, unterschiedliche Zielgruppen im Publikum zu versammeln und Aufführungen anzubieten, die sich nicht nur einer spezifischen Gruppe und ein paar Neugierigen zuwenden.

Projekt Inklusives Theater

Das Anliegen des Projekts war es also einerseits zu reflektieren, welche Accessibility-Techniken besonders geeignet wären, unterschiedliche Zielgruppen an derselben Aufführung teilhaben zu lassen, und wie diese eingesetzt werden können, um über den barrierefreien Zugang zur Inszenierung hinaus einen inklusiven Ansatz zu verfolgen. Mit inklusiv ist hier nicht die unerreichbare Idealvorstellung einer Aufführung gemeint, die imstande wäre, alle erdenklichen Barriereformen auf einen Schlag zu überwinden, und damit für jeden Menschen gleichermaßen zugänglich wäre.[7] Vielmehr geht es um die konzeptionelle Gestaltung von Theateraufführungen, die sich gleichermaßen an Menschen mit und ohne Hörschädigung richten – also an Schwerhörige und Gehörlose, ganz gleich wie hoch der Grad der Schwerhörigkeit und wann die Hörschädigung eingetreten ist –, aber auch an Hörende. Menschen mit unterschiedlichen kommunikativen Voraussetzungen sollen einander im Theater, im Publikumsraum begegnen; die von Griesel (2007: 19f) beschriebene Publikumsspaltung[8] gilt es, wenn sie schon nicht vermieden werden kann, wenigstens kreativ zu nutzen. Ein

---

ist un:label, ein auf zwei Jahre angelegtes internationales Projekt, das in eine Tanztheaterproduktion mit Menschen mit und ohne Behinderungen mündete (vgl. www. un-label.eu/works/about/).

7   Stegmann legt ausführlich dar, warum Inklusion im Sinne vollständiger Barrierefreiheit, nicht umsetzbar ist (Stegmann 2014: 87f).

8   Die Publikumsspaltung entsteht, wenn eine Inszenierung mit einer Translationsform, etwa Übertiteln, versehen wird, auf die nur ein Teil des Publikums angewiesen ist. So kann es zu zeitlich versetzten Reaktionen des Publikums auf das Bühnengeschehen kommen (vgl. Griesel 2007: 19f).

zentrales Element dieses Konzepts ist der Einsatz von Übertiteln bzw. Captions, jedoch nicht in der herkömmlichen Weise als reine Translationsform, sondern auch als ästhetisches Mittel.[9]

Konzept: Inklusion statt Barrierefreiheit

Die Umsetzung eines solchen Konzepts setzt andere Produktionsprozesse voraus als etwa bei einer klassischen Übertitelung. Es genügt nicht, eine fertige Inszenierung kurz vor einer geplanten Aufführung einem oder einer Übertiteler_in zu übergeben, damit diese_r eine intersemiotische Übersetzung mit Übertiteln anfertigt, die je nach Bedarf der einzelnen Aufführung hinzugefügt werden oder auch weggelassen werden kann. Das Konzept setzt auf der Ebene der Inszenierung an. Es erfordert eine im Produktionsprozess frühzeitig einsetzende Kooperation zwischen der Theatergruppe beziehungsweise der Regie und dem oder der Übersetzer_in, weshalb im Folgenden von Ko-Translation und nicht von Translation die Rede sein wird.[10] Wie dies im Rahmen des Projekts Inklusives Theater im Einzelnen umgesetzt wurde, wird in Kap. 3.1 dargelegt.

1.1 Die Inklusionsdebatte und ihre Bedeutung für das Theater

Der Abbau von Barrieren wird seit der 2008 in Kraft getretenen UN-Behindertenrechtskonvention (BMAS 2011) auch gesetzlich in Deutschland gefordert, verschiedene Aktionspläne, bspw. der Aktionsplan Inklusion für ein barrierefreies Niedersachsen (vgl. MS Nds. 2017), benennen konkrete Maßnahmen, die in diesem Kontext getroffen werden können. Behörden und Medienanstalten, Bildungs- und Kultureinrichtungen sind seit mehreren Jahren bemüht, barrierefreie Zugänge zu ihrem Informations-, Unterhaltungs-, und Kulturangebot zu schaffen. Dies versuchen sie durch den Einsatz verschiedener Accessibility-Techniken zu erreichen. Kommunikate, die z. B. aus Lautsprache, Schriftsprache und/oder Bildern bestehen, werden zu diesem Zweck partiell (vgl. Benecke 2014) oder vollständig in andere Zeichensysteme übertragen, damit sie von der intendierten Zielgruppe rezipiert und verstanden werden können. Ziel ist, einem bislang ausgeschlossenen Personenkreis einen gleichberechtigten Zugang

---

9 Ugarte Chacón spricht von »Ästhetiken des Zugangs« bzw. von einer »Asthetics of access« (Ugarte Chacón 2015: 43).

10 Witthuhn (2014: 155f) beschreibt ähnliche Formen der Zusammenarbeit zwischen Übersetzer_innen und Theaterschaffenden im Rahmen des Festivals »Getting Acrozz« und weist auf die Bedeutung der frühen Einbindung der Übersetzer_innen in die Konzeption und Produktion der Performances hin.

zu verschiedenen Kommunikaten zu ermöglichen. Die Begriffe »Barrierefreiheit« bzw. »Accessibility« wurden bereits mehrfach verwendet, das Projekt selbst bezeichnet sich jedoch als »inklusiv«. Daher soll zunächst eine begriffliche Abgrenzung der verwendeten Termini erfolgen.

Barrierefreiheit

Bei dem Begriff Barrierefreiheit wird vordergründig auf die kommunikativen Aspekte Bezug genommen, da sich Accessibility-Maßnahmen im translatorischen Bereich meist auf diese beschränken. Barrierefreiheit bedeutet nach diesem Verständnis ein Fehlen von kommunikativen Hindernissen, die nach Jekat et al. in vier Kategorien eingeteilt werden können: 1) Der rezipierenden Person fehlt es an Sprachkenntnis. 2) Die rezipierende Person hat kein ausreichendes Vorwissen um die Mitteilung zu verstehen. 3) Die Mitteilung ist zu komplex formuliert. 4) Die Kommunikation erfolgt über Sinneskanäle, die nicht oder nur eingeschränkt zur Verfügung stehen. (vgl. Jekat et al. 2014: 7).

Am Beispiel eines gehörlosen und/oder schwerhörigen Theaterpublikums wird deutlich, dass die Grenzen dieser Kategorien durchlässig sind bzw. sich möglicherweise gegenseitig bedingen. So kann eine eingeschränkte akustische Wahrnehmung (4) dazu führen, dass Kenntnisse der jeweiligen Lautsprache (1) nicht ausreichend erlernt werden konnten. Wie komplex bzw. verständlich eine Mitteilung formuliert ist (3), wird in der Verständlichkeitsforschung (vgl. u. a. Groeben 1982, Göpferich 2002) maßgeblich als von der rezipierenden Person und ihrem Sprach- (1) und Sachwissen (2) abhängig betrachtet. Daher lassen sich auch keine pauschalen Empfehlungen geben, wie komplex eine Mitteilung formuliert sein darf, um verstanden zu werden. Die Überwindung kommunikativer Barrieren findet häufig auf Expert_innenseite statt, also von Übersetzer_innen, Redakteur_innen etc., die Kommunikate für eine Zielgruppe entsprechend aufbereiten.

Die gängigsten Techniken, um im deutschsprachigen Raum einen Text für Menschen mit Sinnesbehinderungen zugänglich zu machen, sind bei gehörlosen Personen die Projektion von Unter- oder Übertiteln an eine Wand oder auf ein Display, in Live-Situationen der Einsatz von Schrift- oder Gebärdensprachdolmetscher_innen, für Blinde und Sehgeschädigte die Verwendung von Audiodeskription oder der Einsatz von Braille-Schrift. Ist bei hörbeeinträchtigten Menschen ein Resthörvermögen vorhanden, kann die Wahl auch auf den Einsatz von Induktionsschleifenanlagen fallen, um akustische Signale zu verstärken. Bei einem Restsehvermögen kommt auch der Einsatz größerer, leichter lesbarer Schrifttypen in Frage. Für Menschen mit kognitiven Einschränkungen werden auch Texte in Leichter Sprache angeboten.

Die Aufbereitung von Texten durch Expert_innen bedeutet, dass dem rezipierenden Zielpublikum eine passive Rolle zukommt: »What, it is asked, do people in order to participate in society fully as citizens? One approach is that of >passive recipient<, in which professionals, as experts, identify and design responses to need« (Sheppard 2008: 587). Auch bei der klassischen Theaterübertitelung oder beim Gebärdensprachdolmetschen ist dies der Fall. Für die hierbei entstehenden intersemiotischen, inter- und intralingualen Übersetzungsprozesse ist es nötig, dass die Translator_innen über einen sensorischen Zugang zum AusgangsTEXT[11] verfügen, weshalb die eigentliche Zielgruppe in der Regel allenfalls zur Abnahme des Textes hinzugezogen wird.

Stark vorangetrieben wurde die Umsetzung von Barrierefreiheit in Deutschland in den letzten Jahren bei medial gestützten Informationsangeboten. Entsprechend der BITV sind insbesondere Behörden und öffentlich-rechtliche Rundfunkanstalten gehalten, ihre Informations- und Unterhaltungsangebote durch den Einsatz der oben erwähnten Accessibility-Techniken Menschen mit kognitiven und/oder sensorischen Einschränkungen den Zugang zu Informationen und damit die Teilhabe am gesellschaftlichen Leben zu ermöglichen (vgl. BMJV 2011: o. S.). Das Thema Barrierefreiheit hat aber auch im Bereich der außerschulischen Bildung und Teilhabe am kulturellen Leben an Bedeutung gewonnen, wie in Artikel 30 der UN-Behindertenrechtskonvention, insbesondere Absatz 1 und 2 (vgl. BMAS 2011: 49) gefordert wird. So wurde die Notwendigkeit erkannt, kulturelle Angebote wie Museumsausstellungen oder Theateraufführungen für unterschiedliche Zielgruppen zugänglich zu machen, selbst wenn in Deutschland bislang noch keine gesetzlichen Regelungen hierzu getroffen wurden. Entsprechend ist das Vorantreiben von Barrierefreiheit in diesen Bereichen häufig auf die Initiative und das Engagement von Einzelpersonen zurückzuführen.

Inklusion

Der Begriff der Inklusion ist weitaus schwieriger zu fassen und wird in unterschiedlichen Disziplinen unterschiedlich gehandhabt. Der Soziologe Kronauer etwa definiert Inklusion als gesellschaftliche Teilhabe aller Menschen, spezifiziert jedoch, dass dies sowohl in der Theorie als auch in der Praxis bedeutet, dass nicht allein individuelle Ausgrenzungsmechanismen adressiert und behoben, sondern gesellschaftliche Veränderungen angestrebt werden müssen, die Inklusion strukturell möglich machen (vgl. Kronauer 2010a: 17f). Ein zentraler

---

11 AusgangsTEXT beschreibt im Kontext der Theaterübersetzung die Gesamtheit der an der Mitteilung beteiligten Zeichensysteme. Ausführlicher hierzu in Kapitel 2.2.3.

Aspekt, den es hierbei zu beachten gilt, ist, dass Ausgrenzung bzw. Exklusion sich nach diesem Verständnis *innerhalb* einer Gesellschaft vollzieht, und nicht *aus dieser heraus* (vgl. Kronauer 2006: 29). Damit unterscheidet sich die Inklusion von der Integration, die von einer vorbestehenden Gesellschaft ausgeht, »in die integriert werden kann und soll« (Kronauer 2010b: 56). Die Gründe für Ausgrenzungen sind dabei heterogen und können sich u. a. auf Aussehen, Geschlecht, sexuelle Orientierung, körperliche Verfassung oder eine Kombination aus diesen Faktoren beziehen. Demnach mahnt der Inklusionsdiskurs eine kritische Reflexion der normativ wirkenden Mehrheitsgesellschaft und der durch sie marginalisierten Bevölkerungsgruppen an (vgl. Wünsche 2016: 195). Konkrete Maßnahmen, die auf dem Weg zu einer inklusiven Gesellschaft ergriffen werden können, »richten sich darauf, die Anerkennung von Vielfalt strukturell zu verankern, haben also neben Einzelmaßnahmen die Förderung von Strukturen und Systemen im Blick« (Bentele 2012: 15).

Kontext des Projekts Inklusives Theater

Was bedeutet dies nun für das Projekt Inklusives Theater? Sein Ziel ist die Erarbeitung von Inszenierungen, die gehörlose, schwerhörige und hörende Personen gleichermaßen einbinden und nicht nur ein bereits bestehendes Stück im Nachhinein einer weiteren Zielgruppe zugänglich machen. Für Ugarte Chacón beispielsweise haben im Nachhinein verdolmetschte Aufführungen eine eher integrative Funktion als eine inklusive, denn sie schaffen zwar einen Zugang zur bestehenden Inszenierung, bleiben jedoch hörend geprägte Produktionen. Ugarte Chacón bezweifelt darüber hinaus, dass diese Übersetzungsprozesse zu einer neuen Ästhetik führen können (vgl. Ugarte Chacón 2015: 41). Damit soll das Verdienst von Accessibility-Maßnahmen nicht geschmälert werden – im Gegenteil: Es ist wichtig, dass das barrierefreie Angebot nicht nur im Bereich der Medien stetig ausgebaut wird. Außerdem geht auch im Projekt Inklusives Theater die Einbindung aller Teilzielgruppen mit Hilfe von verschiedenen, bereits genannten Accessibility-Maßnahmen einher, wie der Verwendung von Übertiteln oder von Verdolmetschungen. Ihre Verwendung beschränkt sich jedoch nicht auf die Umsetzung von Barrierefreiheit, sondern sie werden weiterentwickelt: etwa indem ihr ästhetisches Potenzial ausgeschöpft oder die üblicherweise vorherrschende Übersetzungsrichtung, bspw. Lautsprache zu Gebärdensprache oder Lautsprache zu Schriftsprache, umgekehrt wird. Dies bedeutet, dass sich die konzeptionelle Herangehensweise an derartige Projekte sowie die praktische Arbeit an ihnen grundlegend von herkömmlichen Theaterproduktionen unterscheidet.[12] Daher ist es unerlässlich, dass die Theatermacher_innen und Übersetzer_innen ihr Hörendsein ebenso reflektieren wie die Tatsache, dass es sich beim Theater selbst um eine hörend geprägte Domäne handelt. Darüber hinaus muss eine Reflexion der heterogenen kulturellen Hintergründe im Zielpublikum stattfinden. Damit ist vor allem die Gehörlosenkultur[13] gemeint in Abgrenzung zur normativ gesetzten hörenden Mehrheitsgesellschaft, die über das Privileg verfügt, das eigene Hörvermögen nicht hinterfragen zu müssen. So sollte abgesehen werden von einer Konstruktion von Gehörlosigkeit als Abweichung von der Norm.

Auch für die Forschung ist dieses Bewusstsein von großer Bedeutung. Wir als hörende Forscherinnen, die sich mit Übersetzungsprozessen und -produkten für ein zum Teil nicht hörendes Publikum beschäftigen, können bestimmte Rezeptionsbedingungen nicht nachempfinden und daher nicht für alle Teilzielgruppen sprechen. So darf nicht übersehen werden, dass die Aufführungsanalysen in Kap. 3 aus einer hörenden Perspektive verfasst sind. Die Rezeptionsunterschiede innerhalb der einzelnen Teilzielgruppen können sehr groß sein, erklärt Ugarte Chacón. Ein Grund dafür sind die vorherrschenden Machtstrukturen, die nicht nur mit dem hörend geprägten Theaterbetrieb, sondern auch mit einer sozialen Benachteiligung von gehörlosen Personen[14] einhergehen: »Die unterschiedlichen ästhetischen Wahrnehmungen sind also ein zentraler Punkt, der sich nicht einfach durch eine Verdolmetschung oder eine Übertitelung auflösen lässt« (Ugarte Chacón 2015: 38).

Um diese Wissenslücke, die zwangsläufig aus dieser Asymmetrie der Rezeption entsteht, zu schließen, scheint es geboten, im Anschluss an die Aufführungen Befragungen des Publikums durchzuführen. Ziel ist es, das Publikum selbst zu Wort kommen zu lassen und in Erfahrung zu bringen, wie sie die Inszenierungen, aber auch die verwendeten Übersetzungsverfahren einschätzen. Die Ergebnisse der beiden Rezeptionsstudien werden im Anschluss an die Aufführungsanalyse, in Kap. 4, vorgestellt.

---

12 Derzeit entsteht an der Universität Hildesheim eine Dissertation, die sich u. a. mit der Erforschung der durch das Konzept Inklusives Theater veränderten Probenprozesse befasst.

13 Vgl. hierzu Kap. 1.2.

14 Er gibt z. B. an, dass der Bildungsstand gehörloser Personen **trotz gleicher kognitiver Voraussetzungen** meist geringer ist als der von hörenden Personen (vgl. Ugarte Chacón 2015: 38) (Hervorhebungen von den Verfasser_innen).

1.2 Gehörlosigkeit – Schwerhörigkeit – Hörendsein

In den vorherigen Kapiteln war bereits mehrfach die Rede von Gehörlosigkeit, Schwerhörigkeit, Hörendsein. Im Projekt Inklusives Theater ging und geht es darum, kommunikative Barrieren innerhalb eines Publikums aus hörenden, schwerhörigen und gehörlosen Zuschauer_innen zu umgehen. Dabei sind die existierenden Definitionen dieser Begriffe so heterogen wie die Zielgruppen selbst. Neben den medizinisch geprägten Bezeichnungen »Hörschädigung« und »Hörbeeinträchtigung« kommt in dem Projekt vor allem der kulturelle Begriff »Gehörlosigkeit« zum Tragen.

Der medizinische Begriff »Hörschädigung« umfasst drei verschiedene Ausprägungen: Schwerhörigkeit, (Spät-)Ertaubung und Gehörlosigkeit (vgl. Brotzmann 2004: 63ff.) Schwerhörigkeit kann in jedem Alter auftreten und stellt beispielsweise als Früh-, Alters-, Spät- oder Lärmschwerhörigkeit eine »[v]orübergehende oder andauernde Einschränkung des Hörvermögens« (ebd.: 64) dar. Spätertaubung bezeichnet wiederum einen vollständigen Hörverlust, der allerdings postlingual, d. h. nach Erwerb der Lautsprache, eingetreten ist. Brotzmann folgert daraus, dass spätertaubte Personen meist über »relativ differenzierte Kenntnisse von Grammatik, Syntax und Lexik« (ebd.: 63) der jeweiligen Lautsprache verfügen, auch wenn sie nicht mehr in voller Form auf diese zurückgreifen können. Anders als bei der Spätertaubung ist von Gehörlosigkeit dann die Rede, wenn der Hörverlust prälingual, d. h. vor Erwerb der Lautsprache einsetzt. Aus diesem Grund wird in medizinischen Kontexten die Unterscheidung zwischen prälingualer und postlingualer Hörschädigung vorgenommen, d. h. zwischen einem Hörverlust, der vor bzw. nach dem sechsten Lebensjahr einsetzt (vgl. Rausch 2011: 80). Die medizinische Perspektive auf Hörschädigung ist für das Projekt insofern von Bedeutung, als die erworbenen Schriftsprachkompetenzen eines Menschen auch von dem Zeitpunkt abhängen können, an dem der Hörverlust eingetreten ist. Dies hat Konsequenzen für die translatorischen Prozesse bei Übertitelungen. So geht die medizinische Perspektive davon aus, dass Menschen mit prälingualer Hörschädigung zum Teil weniger gut ausgebildete lautsprachliche Lese- und Schriftsprachkompetenzen aufweisen bzw. bei Kindern der Erwerb dieser Kompetenzen im Vergleich zu hörenden Kindern verzögert ist (vgl. Peltzer-Karpf 1994: 27f). Im Projekt Inklusives Theater wurde das Konzept bisher auf Kinder- bzw. Jugendtheaterstücke angewendet. Daher muss angenommen werden, dass sich die Zielgruppen noch im Leselernprozess befinden. Damit Übersetzer_innen Übertitel erstellen können, die kommunikative Barrieren tatsächlich überwinden, gilt es die medizinischen Perspektive auf Hörschädigung zu berücksichtigen. Die genannten Aspekte können die Gestaltung der Übertitel bspw. im Hinblick auf die notwendige Dauer der Einblendung, auf die Komplexität der Syntax und bei der Wahl der Lexik beeinflussen.

Die medizinische Perspektive wird jedoch u. a. innerhalb der Deaf Studies (vgl. u. a. Lane 2006) kritisiert und als defizitorientiert beschrieben: Sie hinterfragt den normativen Charakter von Hörendsein in der Gesellschaft nicht, sondern beschreibt lediglich die Abweichung hiervon, die dann als Behinderung konstruiert wird:

> The construction of the deaf child as disabled is legitimized early on by the medical profession [...]. When the child [...] is obliged to wear cumbersome hearing aids, his or her socialization into the role of a disabled person is promoted. (Lane 2006: 83)

Es ist wenig verwunderlich, dass Gehörlosigkeit innerhalb der Gehörlosencommunity anders definiert wird als in der hörend geprägten Mehrheitsgesellschaft. Gehörlosigkeit gilt in diesem Kontext nicht als Behinderung, sondern als eine solidarische, von Sprache und Kultur geeinte Gemeinschaft (vgl. Ugarte Chacón 2015: 33), die geografisch jedoch nicht an einen bestimmten Ort gebunden ist (vgl. Lane 2005: 87). Die Gehörlosenkultur als eine primär visuelle Kultur verfügt als wichtigstes identitätsstiftendes Merkmal über die Gebärdensprache (vgl. ebd.). Sie gilt daher nach Boyes Braem als »Minderheit mit eigener Sprache und Kultur« (Boyes Braem 1990: 143). Der Hörstatus im Sinne eines medizinisch messbaren Hörvermögens ist dabei weniger relevant:

> All degrees of hearing can be found among Deaf people (it is a matter of discussion whether some hearing people with Deaf parents are Deaf), and most people who are hearing-impaired are not members of the DEAF-WORLD. (Lane 2006: 85)

Die im Englischen durch Groß- bzw. Kleinbuchstaben vorgenommene Unterscheidung zwischen *deaf*, medizinisch gehörlos, und *Deaf*, der Gehörlosenkultur zugehörig, kann nicht ohne Weiteres im Deutschen abgebildet werden. Innerhalb des Projekts und im Rahmen dieses Buchs haben wir uns für die Verwendung des Begriffs »gehörlos« entschieden, obwohl uns bewusst ist, dass auch dieser defizitorientiert ist. Die alternative Bezeichnung »taub« setzt sich nach und nach innerhalb der Community durch, gilt aber durch ihren etymologischen Ursprung aus dem Mittel- bzw. Althochdeutschen »toup/toub«, »stumpfsinnig, empfindungslos« (vgl. Ugarte Chacón 2015: 30) zum Teil als negativ konnotiert und ist daher als Fremdbezeichnung nach wie vor problematisch.

Auch der Begriff »Behinderung« wird innerhalb der *Deaf Studies* umgedacht: Gehörlosigkeit gilt als relationale Behinderung, als eine, die nur im Aufeinandertreffen mit hörenden Personen zustande kommt und in diesem Fall beide Gruppen betrifft (vgl. ebd.: 79).

Da in einem inklusiven Kontext Hörendsein nicht als evidente Norm vorausgesetzt werden sollte, wird Hörendsein von Ugarte Chacón definiert als Disposition, die eine Kommunikation in Lautsprache ermöglicht, die ohne größere Hindernisse in akustischer Form aufgenommen werden kann (vgl. Ugarte Chacón 2015: 34f).

Welche Schlüsse lassen sich aus diesen Ausführungen nun für die Arbeit im Projekt Inklusives Theater ziehen? Zunächst, dass die Zielgruppe hörender, schwerhöriger und gehörloser Kinder sehr heterogen ist. Eine Differenzierung ist daher nicht nur bezüglich des medizinisch feststellbaren Hörvermögens nötig, sondern auch im Hinblick auf die Muttersprache (Lautsprache oder Gebärdensprache) und die Kultur (hörend oder gehörlos) der einzelnen Person. Dies wiederum hat Auswirkungen auf die Rezeption der Aufführungen und möglicherweise auch auf Präferenzen für bestimmte Übersetzungsverfahren: Im Konzept Inklusives Theater nimmt die schriftsprachliche Übertitelung einen zentralen Platz ein, da sie von allen anvisierten Zielgruppen rezipiert und damit als verbindendes Element genutzt werden kann, das kommunikative Barrieren umgeht. Die deutsche Schriftsprache ist jedoch eng an die (standard-)deutsche Lautsprache gekoppelt, die nicht von allen Personen im Publikum als Muttersprache erlernt wurde. Entsprechend kann die Rezeption von Schrift durch verringerte Lese- und Sprachkompetenzen oder individuelle Präferenzen erschwert sein. Es erscheint daher notwendig, sich in Theaterprojekten, die einen inklusiven Ansatz verfolgen, nicht nur auf den Einsatz von Laut- und Schriftsprache zu konzentrieren, sondern auch die Deutsche Gebärdensprache in die Inszenierung einzubinden. In welcher Mischung bzw. in welcher Relation zueinander die verschiedenen Sprachen bzw. Modalitäten in den Inszenierungen verwendet werden können, soll theoretisch reflektiert und beispielhaft anhand zweier Aufführungsanalysen dargelegt werden.

2 Theatertranslation zwischen Ästhetik und Zugänglichkeit

Abstract: Chapter 2 provides the theoretical framework that lies within Translation Studies. It expands the terms "source text" and "target text", and presents the term "co-translation". It discusses the use of surtitling and sign language interpretation, not only as functional paratexts but also as aesthetic strategies towards more inclusive productions.

Interlingual – intrasemiotisch – intersemiotisch

Dem Begriff Theatertranslation ist eine gewisse Unschärfe zu eigen. Translation für das Theater kann sowohl das Übersetzen eines Dramentextes (Mälzer-Semlinger 2012: 75; Raab 2006: 22; Schultze 1987) umfassen, bei der der Ausgangstext vollständig ersetzt und mit Blick auf eine Publikation oder eine konkrete Inszenierung[15] übertragen wird, als auch die Translation für die Bühne, wie Griesel (2014) es nennt. Darunter fallen Übersetzungen, die als zielsprachiger Paratext additiv und parallel zur Aufführung eines ausgangssprachlichen Stücks schriftlich – etwa in Form von Übertiteln oder von Synopsen – präsentiert, oder mündlich – in Form einer Verdolmetschung in eine Lautsprache – eingesprochen werden. Bei der Dramenübersetzung und der Translation für die Bühne handelt es sich in der Regel, mit Jakobson gesprochen, um interlinguale Formen der Übersetzung, also Übersetzungen zwischen natürlichen Sprachen (vgl. Jakobson 1959: 233), wobei hier meist an Landessprachen gedacht wird und nicht etwa an Gebärdensprachen, die ja ebenfalls natürliche Sprachen darstellen. Bei den Translationsformen, die im Projekt Inklusives Theater vorkommen, kann man jedoch nicht bei dem Begriff der interlingualen Translation stehen bleiben, da wir es hier nicht mit einer Translation zwischen unterschiedlichen Landessprachen zu tun haben. Im Rahmen von Audiovisueller Übersetzung wird bei Gehörlosenuntertitelung, wie man sie vom Fernsehen, aus Internetmediatheken oder von DVDs kennt, häufig von intralingualer Übersetzung gesprochen (Jüngst 2010: 143; Zethsen 2009: 800). Allerdings ist auch diese Bezeichnung nicht ganz zutreffend. Schließlich werden bei der Gehörlosenuntertitelung in der Regel nicht nur mündlich realisierte verbale Elemente durch Schrift wiedergegeben, sondern auch weitere Informationen wie Geräusche, Musik, paraverbale und prosodische Elemente etc. Nicht zuletzt werden auch die Zuordnungen der verbalen Elemente zu den Sprecher_innen markiert. Das intralinguale Übersetzen ist somit nur *ein* Aspekt

---

15 Schultze (1987: 10) spricht in letzterem Fall von Ein-Weg-Übersetzungen.

des betrachteten Translationsvorgangs, wenn auch sicherlich ein gewichtiger. Dieser Begriff scheint besser anwendbar auf Übersetzungen zwischen Varietäten einer Sprache (etwa Übersetzungen in regulierte Sprachen[16] oder in Dialekte). Gottlieb, der auf Jakobson Bezug nimmt, bezeichnet die klassische Form der Untertitelung und die Gehörlosenuntertitelung als intrasemiotische Formen der Übersetzung (vgl. Gottlieb 2003: 168), da sie sich innerhalb desselben sprachlichen Codes bewege. Man muss sich jedoch fragen, ob es sinnvoll ist, lautsprachliche Zeichen, also Phoneme, und schriftsprachliche Zeichen, Grapheme, auf derselben semiotischen Ebene anzusiedeln. Beide Zeichensysteme unterscheiden sich deutlich voneinander und vermögen auch nicht einander vollständig abzubilden. Die Tatsache, dass die Schriftsprache eng an die (Standard-)Lautsprache gekoppelt ist, besagt ja nicht, dass es sich um dasselbe Zeichensystem handelt. (Dies wird vielleicht noch deutlicher, wenn man die verbal-akustischen Zeichen der Lautsprache mit dem verbal-visuellen Zeichensystem der Gebärdensprache vergleicht, die unter anderem aus gestenähnlichen Körperbewegungen besteht.) Daher scheint der Begriff »intrasemiotisches Übersetzen« für den Vorgang des Untertitelns, bei dem sich Ausgangstext und Zieltext aus unterschiedlichen Zeichensystemen konstituieren, unangemessen. Bei der Gehörlosenuntertitelung, die lautsprachliche Zeichen in schriftsprachliche Zeichen übersetzt und zudem weitere akustische Informationen vermittelt, erscheint es uns daher sinnvoller von einer intersemiotischen Form der Translation zu sprechen.[17]

Translation für die Bühne kann somit, wenn sie sich an ein gehörloses Publikum wendet, ganz gleich ob in Form von Übertiteln oder Gebärdensprachdolmetschen, als additive intersemiotische Form der Translation bezeichnet werden, bei der u. a. Gesprochenes durch Geschriebenes (Übertitel) oder Gesprochenes

---

16 Unter regulierter Sprache versteht Schubert »eine Variante einer Referenzsprache mit reduzierter Lexik und Syntax« (Schubert 2016: 23).

17 Gerzymisch-Arbogast spricht bei Audiovisueller Übersetzung grundsätzlich von intersemiotischer Übersetzung (vgl. Gerzymisch-Arbogast 2005: 2). Der Begriff »intersemiotisch« lässt sich als Oberbegriff verwenden, da wir es bei allen Translationsformen mit Übersetzungen von einem Zeichensystem in ein anderes zu tun haben. Um weiter zu differenzieren, ob man sich innerhalb desselben Zeichensystems bewegt oder nicht, sollen die Bezeichnungen »interlingual«, »intralingual« neben »intersemiotisch« weiter genutzt werden. Innerhalb eines Translationsprozesses mischen sich diese Formen häufig. Grundsätzlich sind wir mit Gerzymisch-Arbogast der Auffassung, dass es sich bei Ausgangstexten um multidimensionale Kommunikationsszenarien handelt, bei denen mehrere Sprachen, Medien, Modi und Zeichensysteme zum Einsatz kommen können, die je nach Zielpublikum unterschiedliche Translationsformen bedingen.

durch Gebärden (Gebärdensprachdolmetschen) ergänzt wird. Dabei verfügen die verwendeten Zeichen jeweils über ganz eigene Ausdrucksmodalitäten.

Ausgangstext und Zieltext bei der Translation für die Bühne

Im Zusammenhang mit Translationsprozessen ist es in der Übersetzungswissenschaft üblich, von Ausgangs- und Zieltexten zu sprechen, wie dies hier auch schon getan wurde. Beim Dramenübersetzen und bei der Translation für die Bühne haben wir es allerdings mit ganz unterschiedlichen Ausgangstexten zu tun. Bei ersterem liegt dem Übersetzer oder der Übersetzerin in der Regel ein rein schriftlicher Text vor, der meist isosemiotisch in eine andere Sprache übersetzt und dann wiederum zum Ausgangstext einer Inszenierung wird, die als intersemiotische Übersetzung angesehen werden kann. Anders bei der Translation für die Bühne. Zwar liegen auch hier dem Übersetzer oder der Übersetzerin verbale Elemente vor, die es zu übertragen gilt, diese sind aber bereits Bestandteil eines polysemiotischen Textgebildes: nämlich des Aufführungstextes (Fischer-Lichte 2009[5]), der den ggf. zugrundeliegenden Dramentext mit unterschiedlichen Zeichensystemen auf der Bühne in Szene setzt. Das folgende Schema veranschaulicht die Unterschiedlichkeit beider Translationsformen:

Abb. 2: Translationsformen im Theaterkontext[18]

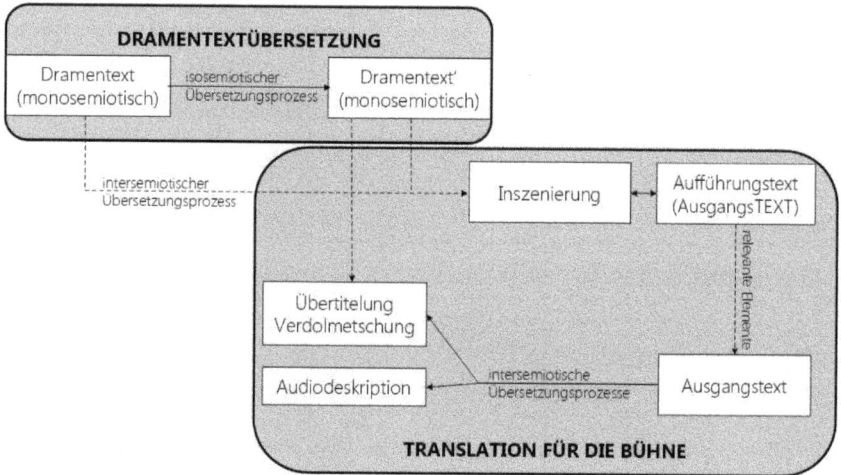

Bei Translation für die Bühne sprechen wir daher, wie bei den meisten Über-setzungen audiovisueller, polysemiotischer, multidimensionaler Kommunikate, von partieller Translation, da sich die Übersetzung nicht auf den gesamten Aus-gangsTEXT (Mälzer 2013: 260) bezieht, sondern nur auf Teile davon, nämlich, im Fall einer Übertitelung, auf die verbalen und ggf. auf die para- oder nonverba-len Elemente, die den Ausgangstext bilden. Im Falle einer Audiodeskription ha-ben wir es mit einem anderen Ausgangstext zu tun: Relevant für *diese* Form der intersemiotischen Übersetzung sind vor allem visuelle Elemente des Ausgangs-TEXTes. Der Zieltext, der visuell (Übertitelung, Gebärdenverdolmetschung)

---

18 Während bei der Dramentextübersetzung ein isosemiotischer Übersetzungsvorgang in einen übersetzten visuell-verbalen Dramentext ‚stattfindet, lässt sich Translation auf der Bühne als intersemiotischer Übersetzungsprozess beschreiben. Ausgehend von der Inszenierung (die u. a. ein intersemiotisches Übersetzungsprodukt eines Originaldra-mentextes oder eines übersetzten Dramentextes' sein kann) finden Aufführungen statt, die das Inszenierungskonzept unter Umständen wiederum beeinflussen können. ‚Die Aufführung stellt den AusgangsTEXT dar, d. h. alle perzipierbaren visuellen und akus-tischen Elemente, aus denen die für die jeweilige Translationsform relevanten Elemente herausgegriffen werden und den Ausgangstext At bilden. Dieser kann für jede Trans-lationsart unterschiedliche Form annehmen. Formen der Translation für die Bühne sind die Audiodeskription, die Übertitelung oder die Verdolmetschung. Ihnen liegen intersemiotische Übersetzungsprozesse zugrunde. Die Übertitelung und die Verdolmet-schung können sich zusätzlich zum Ausgangstext auch auf den Dramentext' stützen.

oder auditiv (Audiodeskription) präsentiert wird, erhält den Status eines Paratextes, der der Aufführung, also dem AusgangsTEXT beigegeben wird.

Man kann jedoch nicht ernsthaft behaupten, dass die relevanten Teile des Aufführungstextes den eigentlichen Ausgangstext, im Sinne einer Arbeitsgrundlage für die Übersetzer_innen, bilden. Denn die Erstellung der Übertitel erfolgt zwangsläufig auf Grundlage des Dramentextes – sofern vorhanden – bzw. einer Strichfassung für die Inszenierung (vgl. Gerlach/Hillert 2014: 191f). Es handelt sich nicht um eine spontane Live-Translation. Übersetzer_innen werden – soweit verfügbar – immer auch die Videoaufnahme einer Aufführung oder einer Probe hinzuziehen, um bspw. die Textaufteilung der einzelnen Übertitel der Diktion der Schauspieler_innen und dem Rhythmus der Inszenierung anzupassen. Die Arbeitsgrundlage bilden also unterschiedliche Dokumentationsquellen, während der Aufführungstext vom Publikum als partieller Ausgangstext wahrgenommen wird. Für die Person, die die Übertitel während der Vorstellung projiziert, bzw. fährt, wie dies im Fachjargon heißt, gibt der Aufführungstext in der Regel nur noch den zeitlichen Rahmen vor, der den Rhythmus der Projektionen mitbestimmt. Der eigentliche Übersetzungsprozess ist zu diesem Zeitpunkt abgeschlossen, sofern keine Improvisationsmomente während der Aufführung von der Übersetzung berücksichtigt werden müssen. Dies gilt auch für Dolmetscher_innen, die ihren vorgefertigten Text dem Rhythmus der Aufführung folgend einsprechen bzw. gebärden. Griesel spricht in diesem Zusammenhang von der Zweiphasigkeit der Translation (vgl. Griesel 2007: 297). Wir kommen darauf später noch einmal zu sprechen.

Der Einfachheit halber kann dennoch der Aufführungstext als partieller AusgangsTEXT bezeichnet werden, auch wenn er den Übersetzer_innen eigentlich (noch) nicht zur Verfügung steht. Der Dramentext, sofern er als Grundlage für eine Inszenierung dient, ist wiederum kein ausreichender Ausgangstext bei Translationen für die Bühne, geeigneter ist die Strichfassung, die der Inszenierung zugrunde liegt. Das bedeutet also, das die eigentliche Übersetzung auf der Grundlage eines Simulacrums erfolgt, das sich aus unterschiedlichen Dokumentationsquellen zusammensetzt: Strichfassung, Videomitschnitt einer früheren Aufführung, Inszenierungskonzept, Informationen über die Bühne und das Bühnenbild, über Schauspieler_innen und Kostüme, über Lichtverhältnisse etc.

Soll die Übersetzung schon bei der Premiere einer Inszenierung für das Publikum verfügbar sein, müssen der Übersetzungsprozess und der Probenprozess parallel laufen. Aufgrund dieser besonderen Entstehungsbedingungen schlägt Mälzer an anderer Stelle vor, von Ko-Translationsprozessen zu sprechen (vgl. Mälzer 2016: 218ff; 2017: 184f). Wir kommen auf den Begriff der Ko-Translation, auf das komplexe Verhältnis von Ausgangs- und Zieltext und auf sein besonderes Potenzial noch ausführlicher zu sprechen.

Der ZielTEXT ist einfacher zu fassen, insofern es sich um die jeweilige Aufführung handelt, der die Übersetzung, der Zieltext, hinzugefügt wird. Der Live-Charakter der Aufführung erfordert allerdings, dass die vorbereitete Übersetzung (ganz gleich ob Übertitelung, Gebärdensprachverdolmetschung oder andere Formen der Verdolmetschung) ebenfalls live präsentiert wird und sich, wie schon erwähnt, dem Rhythmus der Aufführung anschmiegt. Der Integrationsgrad dieses Paratextes in die Aufführung kann dabei sehr unterschiedlich ausgeprägt sein: Er kann bis zur vollständigen Einbettung reichen, bei der der Zieltext den Status eines Paratextes verliert und im ZielTEXT aufgeht. Auch hierauf kommen wir noch ausführlicher zurück.

Der Begriff AusgangsTEXT wird hier, der Perspektive der Übersetzer_innen folgend, für ein Simulacrum verwendet, auch wenn er aus Publikumsperspektive der Aufführung entspricht. Der Begriff ZielTEXT steht für die Aufführung mit der gewählten Form der Translation. Beides sind komplexe, multidimensionale Textgebilde, die aus mehreren Zeichensystemen bestehen. Jene Elemente, die dem eigentlichen Übersetzungsprozess unterzogen, also umcodiert werden, dürften hingegen gar nicht als Ausgangs- oder Zieltext bezeichnet werden, denn sie verfügen nicht über Textcharakter im Sinne etwa von Brinker. Dieser definiert Text als »begrenzte Folge von sprachlichen Zeichen, die in sich kohärent ist und die als Ganzes eine erkennbare kommunikative Funktion signalisiert« (Brinker 1992³: 17). Anstelle des Begriffs »Text« müsste in diesem Zusammenhang von verbalen Elementen oder anderen semiotischen Elementen gesprochen werden (vgl. Mälzer 2015: 51). Um die Lesbarkeit aber nicht unnötig zu erschweren, sollen zumindest die in der Translationswissenschaft gängigen Abkürzungen verwendet werden. So steht AT für den AusgangsTEXT, ZT für ZielTEXT, At entspricht jenen Elementen im AT, die einer intersemiotischen Übersetzung unterzogen werden, während Zt für die Elemente steht, die aus dieser Übersetzung hervorgehen.

Abb. 3: Partielle intersemiotische Übersetzung bei der Translation für die Bühne

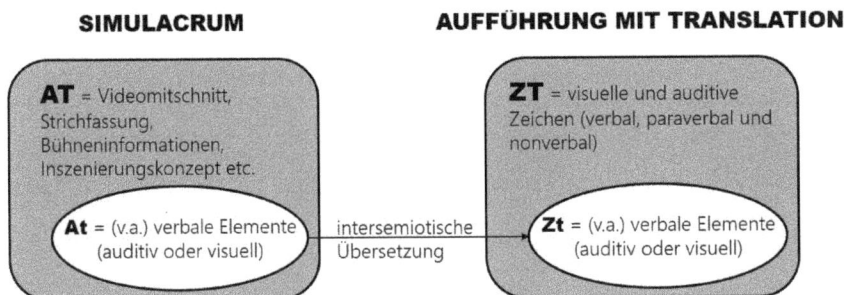

SIMULACRUM   **AUFFÜHRUNG MIT TRANSLATION**

AT = Videomitschnitt, Strichfassung, Bühneninformationen, Inszenierungskonzept etc.

ZT = visuelle und auditive Zeichen (verbal, paraverbal und nonverbal)

At = (v.a.) verbale Elemente (auditiv oder visuell)

intersemiotische Übersetzung

Zt = (v.a.) verbale Elemente (auditiv oder visuell)

Die Beschaffenheit des ZT lässt sich mit Pfister beschreiben als die Gesamtheit aller sowohl optisch als auch akustisch vermittelten Informationen, die auf der Bühne wahrnehmbar sind. Diese können sowohl verbal als auch nonverbal sein und jeweils von der Figur oder von der Bühne ausgehen. Nonverbale akustische Elemente der Bühne oder der Figur sind beispielsweise Geräusche oder Musik, nonverbale visuelle Elemente das Bühnenbild und die Beleuchtung sowie Kostüm, Maske, Physiognomie, Gestik und Mimik der Figur (vgl. Pfister 1997[9]: 27). Das Schema bedarf für unsere Zwecke einiger Ergänzungen, zum einen weil es sich auf die Aufführung klassischer Dramentexte bezieht und daher weitere potentielle Zeichensysteme nicht berücksichtigt, zum anderen weil es mögliche translatorische Elemente eines Aufführungstextes außen vor lässt. Nicht weit genug greift etwa Pfisters Einteilung der verbalen Elemente. Auf der visuellen Ebene berücksichtigt er zwar, dass Schrift vorkommen kann, ordnet diese aber nur der Bühne zu, nicht den Figuren. Eine sinnvolle Erweiterung von Pfisters Schema bestünde darin, beim optischen Kanal Schrift als Äußerung einer Figur hinzuzufügen. Außerdem wäre es geboten, Gebärden als weitere optisch wahrnehmbare, verbale Äußerungen einer Figur ins Schema zu integrieren (man denke etwa an die Verwendung von Gebärdensprache in Pina Bauschs Tanztheaterstück *Nelken* von 1982). Des Weiteren erscheint es sinnvoll, verbale und paraverbale Elemente auf einer Ebene anzusiedeln, da sie untrennbar miteinander verbunden sind und simultan übertragen werden. Das erweiterte Schema, das Wünsche vorschlägt,[19] sieht wie folgt aus:

---

19 Die Ergänzungen bzw. Veränderungen gegenüber dem Schema von Pfister sind in Fettschrift markiert.

Abb. 4: Erweitertes Schema der Codes und Kanäle (vgl. Wünsche 2015: 27)

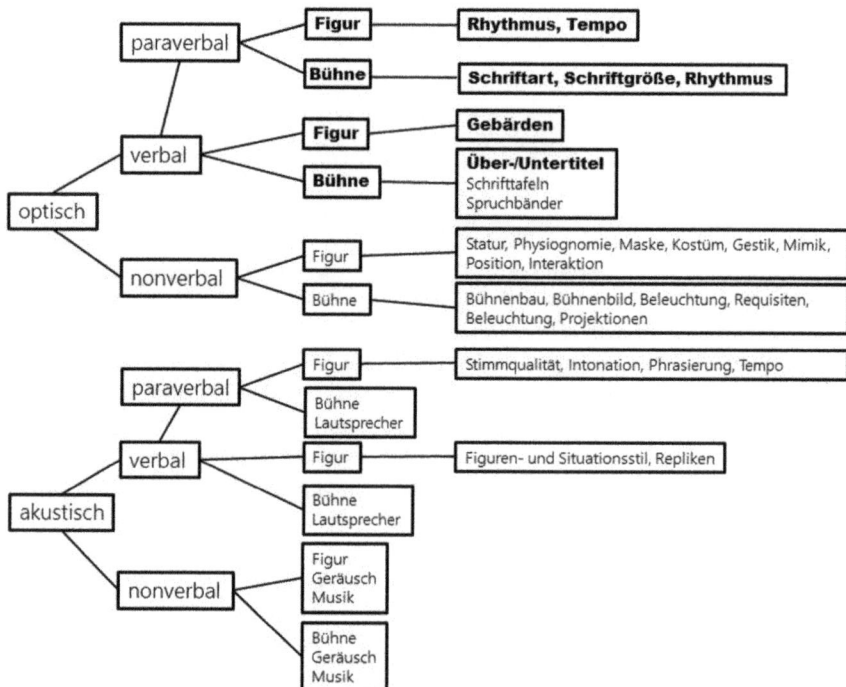

optisch
- paraverbal
  - **Figur** — **Rhythmus, Tempo**
  - **Bühne** — **Schriftart, Schriftgröße, Rhythmus**
- verbal
  - **Figur** — **Gebärden**
  - **Bühne** — **Über-/Untertitel** Schrifttafeln Spruchbänder
- nonverbal
  - Figur — Statur, Physiognomie, Maske, Kostüm, Gestik, Mimik, Position, Interaktion
  - Bühne — Bühnenbau, Bühnenbild, Beleuchtung, Requisiten, Beleuchtung, Projektionen

akustisch
- paraverbal
  - Figur — Stimmqualität, Intonation, Phrasierung, Tempo
  - Bühne Lautsprecher
- verbal
  - Figur — Figuren- und Situationsstil, Repliken
  - Bühne Lautsprecher
- nonverbal
  - Figur Geräusch Musik
  - Bühne Geräusch Musik

Wie man sieht, siedelt Wünsche (2015: 27) paraverbale Elemente hier auf derselben Ebene an wie die verbalen und nonverbalen Elemente und nimmt beide außerdem in den visuellen Strang auf, wodurch das Schema logischer und übersichtlicher wird. Dass Schrift dank ihrer graphischen Ausführung, also ihrer ikonischen Qualität, paraverbale Merkmale bekanntlich ebenso transportieren kann wie es die phonetische Realisierung der Lautsprache vermag, findet beispielsweise in der Comicforschung (vgl. Schüwer 2008: 329ff) oder auch der Sozialsemiotik Berücksichtigung (vgl. Kress 2010: 88–92). Dass die Gebärdensprache, mit der wir uns hier nicht vertieft befassen können, auch über ein derartiges Ausdruckspotenzial verfügt, gehört zu unseren Grundannahmen, auf eine ausführliche Darstellung ihrer paraverbalen Qualitäten verzichten wir hier jedoch.[20]

---

20 Vgl. hierzu Kap. 2.1.3. Eine ausführlichere Darstellung findet man bei Mahne (2011) und Ugarte Chacón (2015).

2.1 Theatertranslation als Paratext

Die von Griesel vorgestellten Formen der Translation für die Bühne erhalten gegenüber der Aufführung den Status eines Paratextes, sobald ihnen ein vom eigentlichen Bühnengeschehen abgegrenzter Raum zugewiesen wird. Übertitelungen etwa werden überwiegend mithilfe einer LED-Leiste realisiert, die über oder neben der Bühne angebracht ist (etwa bei der Opernübertitelung). Damit ist die Übersetzung zwar nah am Bühnengeschehen, aber nicht darin integriert. Dasselbe gilt für den Einsatz von Gebärdensprachdolmetscher_innen, wenn sie neben die Bühne platziert werden. Selbst wenn sie sich, wie beim *Shadow-Interpreting*[21], auf der Bühne mit den Figuren mitbewegen, haben sie häufig doch nur eine additive Funktion. Die Inszenierung bliebe ohne sie intakt, wenn auch nicht unverändert.

So unverzichtbar Accessibility-Tools wie die Übertitelung, das Gebärdensprachdolmetschen oder auch Audiodeskriptionen von Theaterinszenierungen sind, um Barrieren zu umgehen, und Menschen mit Sinnesbehinderungen die Teilhabe am kulturellen Leben zu ermöglichen, ihr inklusives Potenzial bleibt gering, da sie Hierarchien des Zugangs deutlich machen. Auch wenn vollständige Inklusion sicherlich eine Utopie darstellt, der man sich nur stückweise nähern kann, wird doch deutlich, dass die Schaffung von Barrierefreiheit im oben genannten Sinne bestehende Definitionen der Norm stützt.

2.1.1 Die Übertitelung

Die Übertitelung am Theater ist ein in den Übersetzungswissenschaften bisher recht spärlich betrachtetes Thema. Griesel (2014, 2007, 2000) untersucht vor allem die interlinguale Übertitelung, wie sie auf internationalen Gastspielen oder Festivals genutzt wird. Arbeiten zur intralingualen Übertitelung für ein schwerhöriges und gehörloses Publikum lassen sich mit Allum (2014) allenfalls für den englischsprachigen Raum ausmachen. Grundsätzlich lässt sich die Übertitelung als ein zweiphasiger Translationsprozess beschreiben (vgl. Griesel 2007: 297), dessen Grundlage ein »unfertiges Produkt« (Vervecken 2012b: 233) ist, d. h. die im Entstehungsprozess befindliche Inszenierung und die unterschiedlichen Dokumentationsquellen, die als Hilfsmittel hinzugezogen werden (vgl. ausführlicher Kap. 2). Bei der Erstellung der Übertitel werden darüber hinaus meist

---

21 Diese Form der Gebärdensprachverdolmetschung von Theateraufführungen wird seit gut 20 Jahren bspw. am Hans Otto Theater in Potsdam praktiziert (vgl. http://www.hansottotheater.de/presse/pressemitteilungen/pm-33/stehen). Vgl. hierzu Kap. 2.1.2.

Textkürzungen nötig, um die Synchronität zwischen dem Bühnengeschehen und der Projektion zu gewährleisten. Wie bereits erwähnt, bezeichnet Griesel die Übertitelung zudem als additiv, da sie nur parallel zu einer Aufführung existieren kann (Griesel 2007: 297, 2017: 190). Vervecken geht davon aus, dass Übertitel eine rein kommunikative Funktion erfüllen (Vervecken 2012a: 236). In Kap. 2.2 werden wir mit der Darstellung des inklusiven Potenzials der Theatertranslation aufzeigen, dass diese Definitionsansätze nur auf die klassische Form der Übertitelung anwendbar sind, die wir als translatorischen Paratext bezeichnen.

Die zwei von Griesel erwähnten Phasen des Übertitelungsprozesses sind zum einen die Erstellung der Übertitel mithilfe verschiedener Materialien wie Strichfassung, Videomitschnitt und ggf. auch des Dramentextes, zum anderen die Phase des Fahrens der Übertitel bei den jeweiligen Aufführungen. Beide Phasen müssen nicht von derselben Person ausgeführt werden. Konkrete Richtlinien, wie sie etwa für die Untertitelung vorliegen, gibt es für die Übertitelung nicht. Als Textumfang werden in der Praxis meistens zwei- bis fünfzeilige Übertitel mit maximal 40 Zeichen pro Zeile angesetzt (vgl. Eardley-Weaver 2015: 269, Griesel 2007: 65), dies kann aber je nach Stück variieren.[22] Häufig gilt in Kontexten, in denen Übertitel als Paratext verwendet werden: je unauffälliger, desto besser, denn »in an ideal situation, surtitles are integrated so well that the audience forgets that they are there« (Vervecken 2012b: 235, nach Burton 2009: 63). Auch in dieser Hinsicht verfolgt das Projekt Inklusives Theater bewusst einen konträren Ansatz; sein Konzept richtet sich bewusst gegen eine »Translationskultur der Unauffälligkeit« (Griesel 2016: 332) (vgl. Kap. 2.2).

Neben der bereits erwähnten Einblendung von Übertiteln auf statischen LED-Leisten, gibt es eine Reihe weiterer Projektions- oder Anzeigemöglichkeiten. Mobile LED-Leisten, wie etwa die britische Non-Profit-Organisation Stagetext sie anbietet, eröffnen die Möglichkeit, diese je nach Bedarf an anderer Stelle anzubringen. Damit muss die in Kap. 2.1 erwähnte Trennung von Bühne und Übertitelung natürlich nicht zwangsläufig stattfinden. Allerdings sind die Darstellungsmöglichkeiten von Schrift, etwa die Wahl von Schrifttypen, -größe, -farbe und weiterer Modi bei den meisten dieser Modelle noch eingeschränkt, so dass es kaum möglich ist, ihr Konnotationen zu entlocken und das Schriftdesign stilistisch an die Aufführung, an den Redestil einer Figur oder an die Atmosphäre einer Szene anzupassen.

---

22 So kann es beispielsweise vorkommen, dass Übertitel in mehr als einer Sprache eingeblendet werden, was die Zeilen- und Zeichenzahl natürlich erhöht.

Eine Übertitelung, die auf ein nicht in die Inszenierung integriertes LED-Display projiziert wird, hat daher starken Paratext-Charakter und lässt allzu deutlich erkennen, dass sie sich nur an jenen Teil des Publikums richtet, der dem Bühnengeschehen aufgrund einer Verstehens- oder Sinnesbarriere nicht oder nur eingeschränkt folgen kann, während die eigentliche Aufführung sich an ein Publikum wendet, für das diese Barrieren nicht gelten. Als störend empfunden wird manchmal auch, dass die Übertitel häufig unwillkürlich von jenen gelesen werden, die nicht auf sie angewiesen sind, da sie für alle sichtbar sind. Die Projektion auf ein LED-Display über oder neben der Bühne hat aus demselben Grund den Vorteil, dass sie insofern nicht diskriminierend wirkt, als für niemanden im Zuschauerraum erkennbar ist, wer auf das Lesen der Übertitel angewiesen ist.

Eine drastischere räumliche Trennung zwischen Bühnengeschehen und Übertitelung entsteht, wenn letztere nicht auf einer LED-Leiste, sondern auf einem Bildschirm zur Verfügung gestellt wird – zum Beispiel auf einem in der Rückenlehne eines Vordersitzes eingelassenen Display oder auf einem Smartphone, wie dies zum Beispiel für Untertitel im Kino von dem Unternehmen Greta & Starks angeboten wird.

Das in den Sitz integrierte Display kann im Unterschied zur LED-Leiste diskriminierend wirken, da im Zuschauerraum für alle sichtbar wird, wer auf die Übertitelung angewiesen ist. Für Zuschauer_innen, die nicht darauf angewiesen sind, sind sie hingegen weniger störend, da jede_r das Display nach Bedarf an- und ausschalten kann, möglicherweise aber bei einem Nachbarn oder einer Nachbarin mitliest. Ein wesentlicher Nachteil des Displays liegt aber darin, dass der translatorische Paratext nicht mehr in der Nähe des Bühnenraums angesiedelt ist, also in etwa derselben Entfernung vom Publikum wie das Bühnengeschehen, sondern dass mit dem Display ein zweiter, quasi privater Raum in unmittelbarer Nähe der einzelnen Zuschauer_innen eröffnet wird. Diese beiden Räume für die Bedeutungsgenerierung miteinander in Beziehung zu setzen, erfordert eine deutlich höhere kognitive Leistung der Zuschauer_innen und stellt eine Hürde für die Immersion in das Bühnengeschehen dar. Abgesehen davon wirkt der ständige Fokuswechsel zwischen Bühne und Display für die Augen schnell ermüdend.

Ähnlich problematisch ist das Angebot von Übertiteln auf dem Smartphone (eine bisher bloß denkbare Form, die unseres Wissens allerdings noch nicht außerhalb von Kinos praktiziert wird und für Live-Kunstformen deshalb ungeeignet ist, weil die vorproduzierten Untertitel in einem vorab festgelegten Rhythmus auf dem Bildschirm erscheinen und nicht live projiziert werden). Bei dem Einsatz einer solchen Technik würde noch deutlicher erkennbar, wer auf Translation angewiesen ist und wer nicht. Zuschauer_innen, die nicht mit dieser Technik vertraut sind, könnten außerdem daran Anstoß nehmen, dass jemand ein Smartphone im Theater verwendet. Das von den Mobilgeräten ausgehende Streulicht kann außerdem den Blick benachbarter Zuschauer_innen leicht vom Bühnengeschehen ablenken. Folglich wäre denkbar, dass auf Untertitel angewiesene Zuschauer_innen auf dieses Hilfsmittel verzichten würden, um nicht aufzufallen und sich gar den Ärger ihres Sitznachbarn oder ihrer Sitznachbarin zuzuziehen. (Man kann ein vergleichbares Phänomen bei Konferenzen beobachten, wenn Zuhörer_innen aus Eitelkeit keine Kopfhörer für die Verdolmetschung fremdsprachiger Beiträge verwenden und lieber in Kauf nehmen, nicht alles zu verstehen.) Derzeit vergleichsweise wenig erprobt ist der Einsatz von Smartglasses, die dem Träger oder der Trägerin dieser Datenbrille erlauben, virtuell in die dritte Dimension projizierte Untertitel parallel zum Bühnengeschehen zu rezipieren, ohne andere Zuschauer_innen zu stören. Das Unternehmen Panthea hat 2017 auf dem Theaterfestival Avignon bereits mit dieser Technik experimentiert.[23] Aufgrund des noch auffälligen Designs der Datenbrillen, ist es im Moment fraglich, wie gewillt das entsprechende Publikum ist, die Brillen bei einer Aufführung zu tragen und damit zu zeigen, dass es auf Übersetzungsdienste angewiesen ist.

Will man diese Formen der Diskriminierung durch den Einsatz der erwähnten Techniken vermeiden, das Mitlesen der Übertitel wenig ermüdend gestalten und der Übertitelung den reinen Status eines Paratextes nehmen, scheint es uns geboten, die Übertitel ins Bühnenbild zu projizieren und somit zu einem Bestandteil der Aufführung werden zu lassen – wofür auch Kapusta (2006: 19) plädiert. Als technisches Dispositiv eignen sich hierfür Videoprojektoren, die in Kombination mit entsprechender Software (ob PowerPoint, Word oder speziell für die Übertitelung entwickelte Software wie die internetbasierte spectitular[24]) verbale und weitere Elemente auf vielfältige Weise formatiert an die unterschiedlichsten Stellen des Bühnenbildes integrieren können. Die Lesbarkeit von Schrift ist beim Einsatz von Videoprojektoren nur unter bestimmten Lichtverhältnissen gewährleistet – zu viel Licht beeinträchtigt die Lesbarkeit, völlige Dunkelheit auf der Bühne hingegen gibt es bei Beamerprojektionen nicht mehr. Die Projektion ins Bühnenbild hat aber auch Vorteile: So ist die Trennung von Bühnengeschehen und Übertitelung aufgehoben und die Entfernung zwischen Figuren und ihren geschriebenen Äußerungen nur gering. Da eine ins Bühnenbild integrierte Übertitelung sich bewusst an alle Zuschauer_innen wendet, kommt die diskriminierende Wirkung

---

23 vgl. http://panthea.com/2017-avignon-festival.html. Panthea und die Universität Hildesheim planen derzeit in gemeinsamen Projekten die Einsatzmöglichkeiten von Datenbrillen für die Gehörlosenuntertitelung zu erforschen.

24 vgl. http://spectitular.com.

von Übertiteln hier nicht zum Tragen. Von Zuschauer_innen, die nicht auf sie angewiesen sind, sie aber mitlesen, könnten sie dennoch als störend oder redundant empfunden werden. Um diese Reaktion zu vermeiden, werden Übertitel im Projekt Inklusives Theater nicht nur als unidirektionale Übersetzungsform verwendet und auch nicht zwangsläufig nur als Mittel der Translation eingesetzt.

Durch ihre Integration ins Bühnenbild soll die Übertitelung ihren Status als Paratext weitgehend ablegen und Teil der Aufführung und somit auch theatrales Ausdrucksmittel werden. Ihr ästhetisches und kommunikatives Potenzial wird ausgelotet. Sie kann in Interaktion mit den anderen Zeichen treten und die Hierarchie der Theaterzeichen verschieben. Diese Integration der Übertitel in den Bühnenraum entspricht in mancherlei Hinsicht der von Schrift in ein Comicpanel, auch wenn letzteres nur einen zweidimensionalen Raum darstellt und die Tatsache, dass Schrift und Bild gleichermaßen von Hand gezeichnet sind, eine höhere Verschmelzung der heterogenen Zeichensysteme ermöglicht. Durch die Ko-Präsenz von Schrift und anderen Elementen der Aufführung im dreidimensionalen Bühnenraum ergeben sich ähnliche Formen der Interaktion und der ästhetischen Wirkung. Dies setzt allerdings eine gelungene Kooperation zwischen Übertiteler_innen, Regie, Schauspieler_innen und Techniker_innen voraus und bedeutet in der Produktion einen Mehraufwand.

2.1.2 Das Gebärdensprachdolmetschen

Wie bereits erwähnt, wird im Projekt Inklusives Theater nicht nur mit Übertiteln, sondern auch mit der Deutschen Gebärdensprache gearbeitet. Das Gebärdensprachdolmetschen zählt zu einer Strategie, Theateraufführungen für gehörlose oder schwerhörige gebärdensprachkompetente Personen barrierefrei zu gestalten. Auch in einem inklusiven Kontext lässt sich diese Translationsform einsetzen.

2.1.2.1 Exkurs: Gebärdensprache

Zunächst soll jedoch die Deutsche Gebärdensprache (im Folgenden auch als DGS abgekürzt) in ihren wichtigsten Merkmalen beschrieben werden. Sie ist wie die deutsche Lautsprache eine natürliche Sprache, die regionale Varietäten aufweisen kann (vgl. Boyes Braem 1990: 13f.). Zwar ist sie deutlich ikonischer als die deutsche Lautsprache (vgl. Elliott 2013: 1), dies schließt jedoch nicht aus, dass abstrakte Sachverhalte und komplexe Zusammenhänge durch sie ausgedrückt werden können. Der Grund dafür ist in der Modalität der Sprache im Vergleich zur Lautsprache zu suchen: Gegenstände haben weniger hörbare als sichtbare Eigenschaften. Wie hörbare Eigenschaften zum Teil lautsprachlich als Onomatopöien wiedergegeben werden, so können auch Gebärden ikonisch auf die bezeichneten Denotate verweisen. Dies führt dazu, dass bestimmte Gebärden auch für nicht gebärdensprachkompetente Personen verständlich sein können, was in den Inszenierungen des Projekts zum Teil genutzt wurde.[25] Die DGS ist Ausdrucksmittel der Gehörlosengemeinschaft in Deutschland und eng mit der Gehörlosenkultur verbunden. Sie unterliegt einer eigenen linguistischen Struktur und ist von den im lautsprachlichen Kontext verwendeten paraverbalen oder nonverbalen Gesten zu unterscheiden.

In der Translationswissenschaft ist das Gebärdensprachdolmetschen (im Folgenden auch GSD) ein bisher vergleichsweise wenig untersuchter Bereich. Meist wird zwischen einer Laut- und einer Gebärdensprache gedolmetscht (vgl. Isham 1999: 231).[26] Auch im Theater ist dies der Fall, wenn nämlich lautsprachliche Stücke durch Dolmetscher_innen auch in DGS verfügbar gemacht werden. In der Translationswissenschaft wird grundsätzlich keine Unterscheidung zwischen dem Dolmetschen zwischen Lautsprachen und dem GSD vorgenommen (vgl. Grbić 2006²: 322). Die Unterschiede zwischen beiden Dolmetscharten sind »minimal, since interpreting theory applies to both groups and does not much depend on the specific languages being interpreted« (Janzen 2005: 6). GSD ist also nach Kade zu verstehen als »die Translation eines einmalig (in der Regel mündlich) dargebotenen Textes der Ausgangssprache in einen wegen Zeitmangel kaum kontrollierbaren und nur begrenzt korrigierbaren Text der Zielsprache« (Kade 1968: 35). Pöchhacker geht außerdem davon aus, dass das Translationsprodukt einmalig ist. Er definiert Dolmetschen als »a form of translation in which a first and final rendition in another language is produced on the basis of a one-time presentation of an utterance in a source language« (Pöchhacker 2004: 11). Überträgt man die Definition auf das Theaterdolmetschen, so ist die Einmaligkeit der Translation wie die der Aufführung zu betrachten, da sie nur im Moment der Rezeption erfahrbar ist, auch wenn sie mehrfach wiederholt wird bzw. vorher einstudiert wurde oder ihr ein Konzept zugrunde liegt.

Es lassen sich jedoch zwei Besonderheiten ausmachen, die spezifisch für das Dolmetschen in Gebärdensprachen gelten. Zum einen können Gebärdensprachdolmetscher_innen in fast jedem Lebensbereich eingesetzt werden, da die

---

25 Ausführlicher hierzu in Kapitel 3.4.

26 Das Dolmetschen zwischen zwei Gebärdensprachen ist ebenfalls eine Form des Gebärdensprachdolmetschens (vgl. hierzu u. a. Boudreault 2005). Im Kontext dieser Arbeit soll jedoch nur das Dolmetschen zwischen Laut- und Gebärdensprache thematisiert werden.

Verständigung über die Lautsprache häufig die einzige Möglichkeit der Gehörlosengemeinschaft darstellt, mit der hörenden Mehrheit zu kommunizieren:

> In particular, signed languages are indigenous languages of Deaf communities where community members interact with the surrounding non-Deaf community in every walk of life, and therefore interpreters can also be found working in almost every conceivable event and interaction type (Janzen 2005: 6).

Eine andere Besonderheit ist der Wechsel der Modalität, denn anders als zwischen Lautsprachen arbeiten Gebärdensprachdolmetscher_innen »nicht nur mit zwei verschiedenen Sprachen und zwei verschiedenen Kulturen, sondern auch in zwei verschiedenen Modalitäten« (Hillert 2011: 316). Daraus ergibt sich ein Unterschied zum Dolmetschen in der Lautsprache: Durch den visuellen Charakter der DGS müssen Dolmetscher_innen gut sichtbar sein. Aus diesem Grund stehen sie häufig neben der sprechenden Person.

2.1.2.2 Gebärdensprachdolmetschen am Theater

Für das Theater ergeben sich aus dieser Besonderheit verschiedene Dolmetschsituationen, die je nach Haus oder Inszenierung variieren können. Grundsätzlich handelt es sich in den meisten Fällen um Simultandolmetschen, d. h. eine Verdolmetschung, die noch während der Produktion der ausgangssprachlichen Mitteilung stattfindet (vgl. Pöchhacker 1998: 301). Abgesehen von der zeitlichen Dimension der Verdolmetschung ist die Positionierung der Dolmetscher_innen beim Gebärdensprachdolmetschen auch am Theater ein wichtiger Aspekt. So können diese beispielsweise direkt neben den Schauspieler_innen positioniert werden und somit Teil des Bühnengeschehens sein (vgl. Gerlach/Hillert 2014: 192f.). In diesem Fall tragen sie häufig dunkle Kleidung um nicht vom »eigentlichen« Stück abzulenken. Es handelt sich hierbei um das schon erwähnte *Shadow-Interpreting*, für den ein intensiver Probenprozess nötig ist, da alle Bühnenabläufe und Bewegungen von Schauspieler_innen und Requisiten auch von den Dolmetscher_innen verinnerlicht werden müssen, »damit sie später nicht an einer Stelle stehen, an der Verletzungsgefahr besteht« (Gerlach/Hillert 2014: 193). Das *Shadow-Interpreting* ist eine relativ aufwändige Translationsmethode, die Vor- und Nachteile birgt:

> Neben den Vorteilen der räumlichen Nähe und der eindeutigen Figurenzuordnung ist diese Art des Dolmetschens mit dem größten finanziellen, personellen und organisatorischen Aufwand verbunden. Zudem stellt sie einen gravierenden Eingriff in die Inszenierung dar, der sich für die Schauspieler und das hörende Publikum störend auswirken kann [...]. (Ugarte Chacón 2015: 164)

Da auch das Shadow-Interpreting additiv ist, muss es ebenfalls als translatorischer Paratext betrachtet werden.

Eine weitere, weniger aufwändige Methode, ist die *Platform Interpretation* (Ugarte Chacón 2015: 164), bei der die Dolmetscher_innen vor oder neben der Bühne stehen und somit nicht in das Bühnengeschehen eingreifen. Dies mag der Ästhetik der Inszenierung zuträglicher sein, für das auf die Verdolmetschung angewiesene Publikum ist diese Dolmetschform meist weniger leicht rezipierbar. Das notwendige ständige Hin- und Herschauen zwischen Bühne und Dolmetscher_in ist mühsam und kann dazu führen, dass wichtige Aspekte der Inszenierung oder der Verdolmetschung nicht vollständig erfasst werden. Um diesen Nachteil zu minimieren wird zum Teil auf die *Sightline Interpretation* (Ugarte Chacón 2015: 164) als Methode zurückgegriffen, bei der Dolmetscher_innen und das auf die Verdolmetschung angewiesene Publikum so platziert werden, dass das Hin- und Herschauen (vgl. ebd.: 164) weitestgehend reduziert wird.

Die hier beschriebenen Dolmetscharten beziehen sich jedoch nur auf einen Teilprozess dessen, was unter Gebärdensprachdolmetschen am Theater zu verstehen ist. In dem weiter oben bereits erwähnten zweistufigen Translationsprozess (vgl. Griesel 2007: 297) entsprechen die beschriebenen Formen der *Platform*, *Sightline* und *Shadow Interpretation* der zweiten, der Live-Phase des Dolmetschprozesses. In der ersten Phase wird hingegen meist mit der aktuellen Strichfassung des Stückes und einer Videoaufnahme gearbeitet. Auch eine gemeinsame Probenarbeit ist möglich, meist aber mit zusätzlichem Aufwand verbunden.

Bei der Übertragung der relevanten Elemente des AT (nämlich At) ist es von Bedeutung, dass durch Körpersprache, Bewegung und Mimik die Handlung, sowie die Emotionen und Haltungen der Figuren hinreichend vermittelt werden (vgl. Weaver 2010: o. S.). Weitere GSD-spezifische Fragen, die im Raum stehen können, beziehen sich auf den Umfang des At sowie die Haltung der Dolmetscher_innen: »Sind die Dolmetscher >neutral<? Wird wirklich alles übersetzt oder lediglich auf die Bühnenhandlung verwiesen? Wie geht man mit Geräuschen und Musik um?« (Ugarte Chacón 2015: 165).

Hierbei stellt sich nicht nur die Frage, was alles als übersetzungsrelevant eingeschätzt und damit zum At wird. Es ist ebenfalls zu untersuchen, wie bzw. ob verschiedene, der hörenden Welt eigene Aspekte in die DGS übertragen werden können. Gerlach/Hillert identifizieren in diesem Kontext mehrere konkrete translatorische Herausforderungen:

> Wie ‚klingen‘ Geräusche für ein Publikum, das nie das unheimliche Knarren einer Tür oder einen bedrohlichen Käuzchenruf gehört hat? Welche Entsprechungen lassen sich für metaphorische Sprache, Reime, Versmaß, Wortspiele und Witze finden? Wie zeigt

man den französischen Akzent, den sächsischen Dialekt, die unangenehm schrille Stimme visuell an? (Gerlach/Hillert 2014: 193f.)

In die Verdolmetschung einfließen müssen daher zum Teil nicht nur akustisch vermittelte verbale Zeichen, sondern auch prosodische, para- bzw. nonverbale Elemente. Auch für die erste Phase des Translationsprozesses lässt sich vermuten, dass die Arbeit an der Übersetzung inszenierungsspezifisch ist. Sie ist nicht nur vom Konzept der Inszenierung abhängig, sondern auch von infrastrukturellen Bedingungen. Fragen, die sich in diesem Kontext stellen, sind: Für welchen Zeitraum werden Dolmetscher_innen bereitgestellt? Finden gemeinsame Proben mit den Schauspieler_innen statt? Welche Materialien liegen als AT vor?

GSD am Theater trägt dazu bei, Aufführungen für gebärdensprachkompetente Personen zugänglicher zu machen. Inklusiv ist dies aber nicht unbedingt: Meist ist die Inszenierung auch ohne die Verdolmetschung ein für sich stehendes Werk. Darüber hinaus kommt es zu einer Asymmetrie in der Rezeption: Während das auf die Verdolmetschung angewiesene Publikum diese als Informationsträger aller relevanten Elemente des akustisch vermittelten ATs wahrnimmt, auf den akustischen Kanal selbst jedoch keinen oder nur eingeschränkten Zugriff hat, kann das hörende Publikum nicht nur die akustischen und visuellen[27] Elemente der Inszenierung rezipieren, sondern auch die Verdolmetschung zumindest wahrnehmen, auch wenn sie deren verbale Elemente nicht als solche entziffern kann. Auch Stone sieht beim Gebärdensprachdolmetschen ein Machtgefälle:»those who speak (or sign) a world language [...], or the dominant language of a country, can and do exercise power through interpreters whether consciously or not« (Stone 2012: 980f.).

2.1.3 Inklusiver Ansatz – Nutzung des Potenzials von Übertiteln und GSD

Einen inklusiven Ansatz zu verfolgen, heißt in unserem Zusammenhang daher, Inszenierungen von vornherein so zu konzipieren, dass sie sich an ein gemischtes Zielpublikum richten. Accessibility-Tools können zwar auch zum Einsatz kommen, aber sie sollten nicht nur für ein Teilpublikum eingesetzt werden, sondern alle im Wechsel adressieren. Hierin liegt die Grundidee des Projekts Inklusives Theater.

Es macht sich bei der Konzeption der Übertitelung einer Inszenierung zum einen das ästhetische Potential von Übertiteln zunutze, denen somit nicht mehr der

---

27 Sofern keine Sehschädigung vorliegt.

Status eines Paratextes zugewiesen wird; zum anderen wird das kommunikative Potential der Übertitel erweitert, indem sie sich nicht mehr an eine gehörlose oder schwerhörige Gruppe von Zuschauer_innen, sondern auch an Hörende richtet. Die Übertitel des Projekts Inklusives Theater haben also, im Unterschied zu Übertiteln, die Barrierefreiheit schaffen wollen, zwei Funktionen: eine translatorisch-kommunikative und eine ästhetische. Bereits die translatorisch-kommunikative Funktion unterscheidet sich von der bei klassischen Gehörlosenübertiteln: Die Übertitel verfolgen nicht das Ziel, für eine möglichst klar umrissene Zielgruppe eine Sinnesbarriere zu umgehen, sondern streben es an, sich abwechselnd an verschiedene Zielgruppen zu richten, um deren Begegnung untereinander zu ermöglichen, Einblicke in unterschiedliche Lebenswelten zu geben, verschiedene Zugänge zu dem Theaterstück zu schaffen und die Existenz von Barrieren als etwas Relativem für alle Gruppen gleichermaßen erfahrbar zu machen.

Die ästhetische Funktion umfasst die Möglichkeit, Übertitel als eigenständige Figur zu nutzen und die Ausdruckspotenziale von Schrift auch für die Vermittlung prosodischer und paraverbaler Elemente zu nutzen.

Berechtigte Einwände gegen Übertitel gibt es dennoch. Sie setzen nämlich voraus, dass das Zielpublikum über eine ausreichende Lesekompetenz verfügt. Für Kleinkinder oder Analphabet_innen ist der Einsatz von Übertiteln selbstverständlich ungeeignet. Ab wann gehörlose und hörende Schulkinder über eine ausreichende Lesekompetenz verfügen, um Übertitel lesen und verstehen zu können, und inwiefern sie den Einsatz von Übertiteln im Theater akzeptieren, war zu Beginn des Projekts eine offene Frage. Da es sich bei den ersten beiden Theaterprojekten um Kindertheater für Menschen ab acht Jahren handelte, wurde im Rahmen von zwei Rezeptionsstudien[28] erfragt, ob diese Theaterform bei den Zuschauer_innen (Kindern und Erwachsenen, Hörenden und Gehörlosen) auf Akzeptanz stößt und ob die Zuschauer_innen den Eindruck haben, den Übertiteln folgen zu können, oder sich überfordert fühlen. Eine Studie, die das tatsächliche Verständnis prüfen würde, wurde nicht durchgeführt, da die Frage der Akzeptanz im Vordergrund stand. Die Umfragen fanden im Anschluss an die Aufführungen der beiden Kindertheaterprojekte statt. Ohne die Diskussion der Ergebnisse in den Kap. 4.2 und 4.3 vorwegzunehmen, lässt sich zusammenfassend sagen, dass der Einsatz von Übertiteln, ganz gleich ob als translatorisches oder als ästhetisches Mittel, ab diesem Alter sinnvoll zu sein scheint und als verständnisfördernd eingeschätzt werden kann.

---

28 Die Durchführung der ersten Rezeptionsstudie wurde durch die Stiftung Niedersachsen gefördert.

Auch das Gebärdensprachdolmetschen hat im Projekt Inklusives Theater nicht nur eine translatorisch-kommunikative Funktion, sondern eine ästhetische. Ugarte Chacón sieht hierin großes Potenzial:

> Zunächst sind Gebärden niemals nur sprachlich bedeutend, sondern gleichzeitig in ihrer Bildhaftigkeit und Körperlichkeit wahrnehmbar. Wie Gesten verweisen sie immer auch auf sich selbst, ihre Materialität, performative Hervorbringung, den Körper des Gebärdenden. (Ugarte Chacón 2015: 17)

Entsprechend geht er davon aus, dass eine Berücksichtigung der Ästhetik der Verdolmetschung zu einer Demarginalisierung der Deutschen Gebärdensprache und einer Enthierarchisierung der verschiedenen Sprachgemeinschaften beitragen kann. Darüber hinaus vermag die Thematisierung sprachlicher Inklusions- oder Exklusionsmechanismen auf der Bühne »gesellschaftliche Machtstrukturen direkt erfahrbar und damit auch angreifbar« (Ugarte Chacón 2015: 41) zu machen.

Gegen unseren Ansatz könnte eingewendet werden, dass es unter Gehörlosen sicherlich Menschen gibt, die grundsätzlich lieber Theaterstücke in ihrer eigenen Sprache, also Gebärdensprache, oder zumindest mit Übersetzung in Gebärdensprache sehen wollen, ähnlich wie auch Hörende einwenden können, dass sie lieber Theaterstücke in Lautsprache sehen und auf die Begegnung mit anderen weniger Wert legen. Der Einsatz von Schriftsprache als gemeinsamem kommunikativem Nenner in Form von Übertiteln und der Einsatz von Gebärdensprache oder Lautsprache schließen sich, wie wir noch sehen werden, allerdings nicht aus.

2.2 Strategien der Theatertranslation als inkludierendes Element

Die Überschrift birgt eine gewisse Zweideutigkeit: Im Folgenden wird aufgezeigt, dank welcher Strategien Theatertranslation als inkludierendes Element einer Inszenierung eingesetzt werden kann und wie sie dadurch über die Schaffung von Zugang hinaus (vgl. Kap. 2.1) für mehr Inklusion auf und vor der Bühne sorgen kann. Die drei Strategien, die hierfür vorgestellt werden sollen, beziehen sich sowohl auf die Produktions- als auch auf die Aufführungsebene und sind eng miteinander verwoben bzw. bedingen sich gegenseitig. So ist die frühe Einbindung der Translation in die Produktionsprozesse, die Ko-Translation (Kap. 2.2.1), Voraussetzung dafür, dass translatorische Elemente als ästhetisches Mittel auf der Bühne (Kap. 2.2.2) eingesetzt werden. Eine nachträgliche Erstellung des Translationsprodukts (der Übertitelung oder Verdolmetschung) muss, wie im vorherigen Kapitel dargestellt, als Paratext gewertet werden. Ebenfalls im Produktionsprozess angelegt ist die Wahl der Translationsrichtung, die, wie bereits angemerkt, herrschende Machtstrukturen ausstellen kann, etwa indem DGS als Ausgangssprache und die deutsche Lautsprache als Zielsprache verwendet wird und damit das hörende Publikum zum Zielpublikum der Translation wird. Ein Aufbrechen der Dichotomie zwischen Ausgangs- und Zieltext (Kap. 2.2.3) ist daher als weitere Strategie zu nennen.

Während wir es bei der Translation für die Bühne als Paratext also eher mit einer Translation der verbalen und einiger para- und nonverbalen Elemente des AusgangsTEXTes zu tun haben, gestaltet sich der Prozess einer Theatertranslation als inkludierendem Element weitaus komplexer. Nicht nur die semantische Ebene ist relevant für die Translation – wie es in barrierefreien Kontexten der Fall ist – sondern auch die performative. Ugarte Chacón, der in diesem Zusammenhang den Begriff einer »Aesthetics of Access« (Ugarte Chacón 2015: 53) dem der Accessibility gegenüberstellt, stellt die Frage, ob sich das Konzept der Barrierefreiheit überhaupt auf Aufführungstexte übertragen lässt, da Barrierefreiheit häufig nur darauf zielt, dass das Bühnengeschehen und die Handlung verfolgt und verstanden werden können (vgl. ebd.).

> *Accessibility* impliziert, dass es eine vorgefertigte Bedeutung gibt, die sprachlich struktu-riert ist und mehr oder weniger vollständig in eine andere Sprache übertragen werden kann. Doch ist gerade die Emergenz von Bedeutung ein Kennzeichen von Aufführun-gen. (ebd.: 61)

Hierbei soll es natürlich, wie bereits erwähnt, nicht darum gehen, Accessibility-Maßnahmen in Frage zu stellen oder ihre Wichtigkeit zu bestreiten – diese sind natürlich unabdingbar, um die eingangs beschriebene prekäre Kommunikations-situation zwischen den Zielgruppen zu überwinden. Sie sind ebenfalls wichtig, um sonst nicht zugängliche Bereiche des kulturellen Lebens im Sinne der BRK zu öffnen, und sie leisten damit einen Beitrag zum Abbau von Diskriminierungen. Eine Reflexion der gesellschaftlichen Verhältnisse, der hörenden Mehrheitsge-sellschaft und der hörend geprägten Domäne des Theaters, die Bedingung ist für inklusive Inszenierungen, kann durch Accessibility-Maßnahmen allein jedoch nicht geleistet werden. Außerdem »kann eine simple Übertragung der damit ver-bundenen Dolmetsch- und Übersetzungskonventionen auf das Theater nicht zu einer Entwicklung neuer Ästhetiken führen« (Ugarte Chacón 2015: 306).

2.2.1 Die frühe Einbindung der Translation in die Produktionsprozesse

Die Unterschiedlichkeit der Arbeitsprozesse bei den erwähnten Formen von Translation – jene die auf Barrierefreiheit zielen und jene, die Inklusion an-streben – wurde bereits angedeutet. Die Translation geht der Aufführung stets voraus, wird aber erst während der Aufführung rezipiert und muss sich dem Rhythmus der Repliken und der Handlung anpassen. Im Fachjargon wird zwischen dem Einrichten der Übertitel und dem Fahren der Übertitel unterschieden. Der Einrichtung der Übertitel, bei der die Text- bzw. Zeichenmenge jedes Übertitels und sein Layout festgelegt werden, geht bei klassischen Übertitelungen die interlinguale Übersetzung des Dramentextes resp. der Strichfassung voraus. Beim Konzept Inklusives Theater gilt es, wie bereits erwähnt, die Übertitel, die auf einer intersemiotischen Übersetzung beruhen, in die Inszenierung einzubinden. So gab es bei den bisherigen Produktionen zu Beginn der Proben keinen fertigen Text bzw. keine fertige Inszenierung, sondern lediglich Ideen, Textbausteine für einzelne Szenen, die von der Theatergruppe/Regie und den Übertiteler_innen gemeinsam weiterentwickelt wurden. Die Textbausteine wurden von der Theatergruppe/Regie geliefert, die Übertiteler_innen überlegten, welche verbalen oder paraverbalen Elemente, Geräusche oder Musik in die Übertitel aufgenommen werden sollten und wie diese durch typographische und weitere Elemente transportiert werden könnten. Auch der Einsatz von Gebärdensprache und deren Übersetzung wurde gemeinsam besprochen. So einigte man sich auf die Gestaltung der lautsprachlichen, gebärdensprachlichen und schriftsprachlichen Elemente im Stück, auf das translatorische Verhältnis dieser drei verbalen Elemente untereinander und auch auf den eigenständigen Einsatz dieser Elemente, also ohne dass diese in ein Übersetzungsverhältnis zu den anderen traten. Wenn Übertitel, Lautsprache und Gebärden gleichermaßen Teil der Inszenierung werden, bestimmt dies auch das Spiel der Schauspieler_innen, die die Übertitel auf der Bühne nicht mehr ignorieren können oder müssen, sondern diese in ihr Spiel einbeziehen oder berücksichtigen können, um etwa die Lesbarkeit der Zeichen zu gewährleisten (oder auch absichtlich zu verhindern). Wir kommen darauf noch bei den Aufführungsanalysen im Detail zu sprechen.

Was anhand dieser Skizzierung verdeutlicht werden sollte, ist, dass die Arbeit an der Übersetzung im Unterschied zu klassischen Formen der Übertitelung beim Projekt Inklusives Theater früh in die Erarbeitung der Inszenierung einbezogen wird und daher nicht von Translation, sondern von Ko-Translation die Rede sein sollte. Auch herkömmliche Übertitelungen (und andere Übersetzungsformen) weisen zum Teil Merkmale der Ko-Translation auf, doch ist die Zusammenarbeit zwischen den Ersteller_innen des AusgangsTEXTES und denen des ZielTEXTES beim Projekt Inklusives Theater besonders ausgeprägt und die gegenseitige Einflussnahme bei der Erarbeitung eines inklusiven Ansatzes nicht nur erwünscht, sondern notwendig, wobei jede_r seinen oder ihren eigenen Kompetenzbereich bewahrt.

Der Ko-Translationsprozess, den Mälzer erstmals im Zusammenhang mit der Erstellung eines inklusiven Audioguides für Blinde und Sehende bei Museumsausstellungen beschreibt (vgl. Mälzer 2016: 219ff) und dann auf Übersetzungsprozesse im Rahmen des Projekts Inklusives Theater ausweitet (vgl. Mälzer 2017: 184f), weist einige besondere Merkmale auf, die hier noch einmal in Erinnerung gerufen werden sollen. Wenn die Erarbeitung einer Theaterinszenierung oder eines Theaterstücks, das man in einem gewöhnlichen Translationsprozess als Ausgangstext betrachten würde, parallel zur Erstellung der Übertitel, also zur intersemiotischen Übersetzung des Stückes stattfindet, werden die üblichen Arbeitsprozesse für eine Übersetzung auf den Kopf gestellt.

Warum man in diesem Zusammenhang nur bedingt von Ausgangs- und Zieltext (At und Zt), wie dies in der Übersetzungswissenschaft sonst üblich ist, sprechen kann, haben wir schon weiter oben erläutert. Insbesondere haben wir darauf hingewiesen, dass dies mit dem Fakt zusammenhängt, dass die Übersetzung nur partiell ist: Nicht der AT wird übersetzt, sondern nur der At. Bei den in Kap. 3 beschriebenen Ko-Translationsprozessen ist aber zusätzlich zu bedenken, dass der At überhaupt erst parallel zur Übersetzung entsteht. Er liegt lediglich im Rahmen einzelner Arbeitsschritte vor, bei denen es natürlich primäre Inhalte/ Textelemente gibt, deren Urheber nicht die Übersetzer_innen sind, sondern die Theatergruppe/Regie. Davon abgeleitete Übersetzungen können dann als Zt bezeichnet werden. Im Hinblick auf den Text, der am Ende dieses Ko-Translationsprozesses entsteht, ist die Verwendung der Begriffe AusgangsTEXT und ZielTEXT jedoch unangemessen, da die Elemente der primären und der sekundären Textproduktion im Aufführungstext vollständig verwoben sind.

Es gibt also keinen fertigen, abgeschlossenen Ausgangstext, der nachträglich übersetzt würde, sondern nur mehr oder weniger provisorische verbale Textelemente (At), die einem Übersetzungsprozess unterzogen werden. Die At- und Zt-Elemente fließen gleichermaßen in den Aufführungstext ein, der damit mehrsprachig wird, und prägen seine Gestalt mit.

Eine solche Ko-Translation bietet damit, im Unterschied zu klassischen Übersetzungen, weitreichende Möglichkeiten für die Übersetzer_innen bei der Produktion des Aufführungstextes beratend und kreativ mitzuwirken. Dies ist die Bedingung dafür, dass die Übersetzungen in die Inszenierung eingebunden werden und eine ästhetische Dimension entwickeln können. Partizipativen Charakter gewinnt somit nicht nur die Aufführung für die Zuschauer_innen, sondern bereits die Entstehung des Aufführungstextes, da die Produktionsprozesse im Vorfeld geöffnet werden und neben den Theaterleuten weitere (Sprach-)Expert_innen in die Textproduktion eingebunden sind.

2.2.2 Theatertranslation als theatrales Ausdrucksmittel

Entstehen Übertitel in Ko-Translation, werden sie also in die Inszenierung eingebunden, können sie als theatrales Ausdrucksmittel auf die Bühne treten. Kapusta sieht hierin eine logische Entwicklung aus dem postdramatischen Theater, mit dem eine Enthierarchisierung der theatralen Mittel, ein Lösen vom Primat des (Dramen-)Textes und eine Durchmischung mit anderen Medientexten wie dem Kino einhergegangen ist (vgl. Kapusta 2006: 17–19).

2.2.2.1 Übertitel zwischen kommunikativer und ästhetischer Funktion

Konkrete Umsetzungsmöglichkeiten sieht Kapusta beispielsweise im Einbezug intermedialer Strategien bei ohnehin mehrsprachig angelegten Inszenierungen oder in der Simultaneität verschiedener theatraler Mittel, da »bei konventionellen, klassisch inszenierten Stücken, ohne Einbezug von Polyphonie, Simultanität, intermedialen Strategien und Multimedialität Übertitel schwer als eigenständiges Element behauptet werden können« (Kapusta 2006: 20). Diese Form der Übertitelung, kann, weiter zugespitzt, wie dies im Projekt Inklusives Theater angestrebt wird, auch in die Nähe des Performance Writing gestellt werden – auch wenn dieser Begriff als »instable and exploratory term« (Allsop 1999: 77) eingeschätzt werden muss. Allsop sagt voraus: »writing will certainly continue to develop as a technological medium, and as such, as performance – performance (in whatever form) will continue to be an increasingly complex interaction of signifying systems« (ebd.: 76). Auch wenn Schrift und Schreiben hier nicht konkret in Form von Theaterübertiteln erwähnt oder auch nur gedacht werden, fällt die Übertitelung in der Form, wie sie hier zum Einsatz kommt, unter Allsops Definition von Performance Writing:

> It is a frame through which a range of sonic, visual, graphic and movement performance are brought into view – the textualities of sonic, graphic and movement performance; the performance of sonic, graphic and movement texts. (ebd.: 77)

Unter »movement textualities« und »movement performances« können allerdings auch die Gebärden gezählt werden. Wir haben es hier nicht mit einem »writing for performance« (ebd.: 77) zu tun, worunter Dramen, Drehbücher etc. verstanden werden könnten, sondern mit einem »writing as performance«, jenseits der Buchseite, in weiteren Medien, wenn Wörter mit ihrer Materialität die Bühne betreten. Denn, wie Allsop betont: »textual events are produced not only through a syntactical and semantic exploration of language, but also by the impact of its material treatments« (ebd.: 79). Das ist für die mündliche Präsentation von Sprache auf der Bühne selbstverständlich: Die sprecherische und stimmliche Performance der Schauspieler_innen spielt eine zentrale Rolle – an die Materialität von Schrift und Schreiben und ihrer durch technische Medien erweiterten Ausdrucksmöglichkeiten wird dabei weniger gedacht. Gruber weist darauf hin, dass Theater ursprünglich dem geschriebenen Text feindlich gegenüberstand, eben weil es auf einem schriftlichen Text beruht, der bei seiner Aufführung getilgt wird (vgl. Gruber 2006: 182). Er zitiert Drucker: »All writing has the capacity to be both looked at and read, to be present as material, and to function as a sign of an absent meaning« (Drucker 1998: 87).

Die Frage nach dem ästhetischen Potenzial von Schrift bzw. von Unter- oder Übertiteln beschäftigt nicht nur die Theaterwissenschaft, sondern auch die Translationswissenschaft. Während in vielen Richtlinien zur guten Untertitelungspraxis, an denen sich zum Teil auch Theaterübertitelungen orientieren, noch das Paradigma der Unsichtbarkeit oder Diskretheit von Untertiteln vorherrscht (vgl. u. a. Ivarsson/Carroll 1998), beschäftigen sich einzelne Arbeiten durchaus auch mit Möglichkeiten einer kreativen Nutzung. So argumentiert Foerster, dass Untertitel schon allein deshalb nie unsichtbar sein können, da sie sich visuell ins Filmbild einfügen (vgl. Foerster 2010: 83). Ähnliches gilt natürlich auch für Übertitel, die gut sichtbar sein müssen, um kommunikative Barrieren abbauen zu können. Dass diese das Publikum durch Orthografie- oder Grammatikfehler nicht unnötig vom Geschehen selbst ablenken sollen, steht außer Frage. Es ist jedoch durchaus möglich, die Titel selbst zum Teil des Geschehens zu machen. So gibt es eine Reihe filmischer Beispiele, in denen Untertitel zum diegetischen Element werden, etwa indem sie untertiteln, was nicht gesagt, sondern nur gedacht wird oder wenn der Untertitel der Handlung widerspricht (vgl. ebd.: 84). Auch im Projekt wird der Übertitel zum diegetischen Element, wenn er beispielsweise in eine eigene Rolle schlüpft und sich ans Publikum oder die Figuren auf der Bühne wendet.

McClarty plädiert ebenfalls für einen kreativeren Ansatz beim Erstellen von Unter- oder Übertiteln, indem sie auf unterschiedliche Rezeptionsbedingungen innerhalb des Zielpublikums verweist und rigide Richtlinien nicht nur in Bezug auf das unerreichte Ideal der Unsichtbarkeit hin hinterfragt (vgl. McClarty 2012: 140). Ähnlich wie Ugarte Chacón sieht sie jedoch nur eine multidisziplinäre Herangehensweise als wirklich produktiv:

> Yet perhaps no other conclusion can be reached if creative subtitles are only judged against the standardised norms of the Code of Good Subtitling Practice. [...] Regardless of how timely, beneficial or aesthetically pleasing a creative subtitling strategy may be, referring only to ideas from within translation studies and audiovisual translation will fail to produce a new form of subtitling that is truly innovative. (McClarty 2012: 138)

Die Zusammenarbeit zwischen Theatermacher_innen und Übersetzer_innen im Projekt Inklusives Theater war daher Voraussetzung für den Einsatz von Übertiteln als ästhetischem Mittel. Das Theater ist dabei besonders geeignet für einen kreativen Einsatz von Übertiteln, nicht nur weil es immer auch Ort des Experimentierens ist, sondern schlicht, weil es im Vergleich zu filmischen Medien den Übertiteln weitaus mehr Gestaltungsmöglichkeiten und Projektionsorte zur Verfügung lässt. Außerdem sind die Richtlinien zur Erstellung von Übertiteln hier immer noch weitaus weniger rigide als in Film und Fernsehen. Ein Vorteil, den der Einsatz von Übertiteln als theatralem Mittel mit sich bringt, ist darüber hinaus, dass Diskussionen um die vermeintlich störende Sichtbarkeit der Übertitel hinfällig werden (vgl. Wünsche 2015: 52).

Wie dies im Rahmen des Projekts Inklusives Theater im Detail umgesetzt wurde, wird in den Aufführungsanalysen in Kap. 4 erläutert.

2.2.2.2 Gebärdensprache als verbale und kinesische Zeichen auf der Bühne

Wie die Übertitelung lässt sich auch Gebärdensprache als theatrales Mittel einsetzen. Es scheint sich für bestimmte Konstellationen förmlich anzubieten, wenn zum Beispiel beim *Shadow-Interpreting* der oder die Dolmetscher_in sowieso mit auf der Bühne steht. Auch die Modalität der Sprache selbst weist hohes performatives Potenzial auf, denn

> [z]unächst sind Gebärden niemals nur sprachlich bedeutend, sondern gleichzeitig in ihrer Bildhaftigkeit und Körperlichkeit wahrnehmbar. Wie Gesten verweisen sie auch immer auf sich selbst, ihre Materialität, performative Hervorbringung, den Körper des Gebärdenden. (Ugarte Chacón 2015: 17)

So liegt es nahe, Gebärdensprache beispielsweise mit Tanz zu verbinden, Gebärden fließend in Tanzbewegungen übergehen zu lassen und umgekehrt.[29] Auch die Gebärdensprachpoesie arbeitet unter anderem mit Timing, Tempo und Rhythmus und spielt mit dem ästhetischen Potenzial der Sprache. Ob die Gebärden als solche verstanden werden, hängt dann von der Sprachkenntnis des Publikums ab.

Dabei lassen sich Gebärden zumindest auf den ersten Blick nicht nur mit gestischen, sondern auch mit mimischen Zeichen vergleichen: Die DGS besteht

---

29 Dies wurde beispielsweise in der Inszenierung des freien Theaterkollektivs VOLL: MILCH (vgl. vollmilch.me/anführungszeichenschlusszeichen.html) für den Jazzstandard »There'll Be Some Changes Made« von Benton Overstreet und Billy Higgins umgesetzt.

nicht nur aus manuellen, sondern auch aus nicht-manuellen Strukturen. Konstituierende Parameter für eine Gebärde sind die Handform, die Ausführungsstelle, die Bewegung der Hand bzw. ihre Orientierung als manuelle Strukturen und das Mundbild sowie die Mimik als nicht-manuelle Strukturen (vgl. Happ 2005: 10–17). Erst das Zusammenspiel dieser Parameter ist bedeutungskonstituierend. Im Hinblick auf ihre reine Materialität ist ein Vergleich mit gestischen und mimischen Zeichen auf der Bühne, das heißt mit Gesichts- und Körperbewegungen ohne Positionswechsel (vgl. Fischer-Lichte 1998⁴: 47) also durchaus möglich, würde aber hinsichtlich verschiedener Gesichtspunkte zu kurz greifen: So lassen sich mimische und manuelle Elemente in der Gebärdensprache eben nicht getrennt voneinander betrachten. Es ist zwar möglich, bestimmte mimische Elemente auszulassen um den semantischen Gehalt einer Aussage zu untermauern oder zu unterlaufen, doch auch dann wirkt die Abwesenheit der Mimik bedeutungskonstituierend, indem sie etwa Ironie anzeigt.

Darüber hinaus handelt es sich bei Gebärden um verbale und nicht um non- oder paraverbale Zeichen. Das bedeutet, dass ihre Bedeutung konventionalisiert und kontextunabhängig vorhanden ist, wohingegen gestische Zeichen auf der Bühne als *signifiant* gelten, dem je nach Kontext ein *signifié* erst zugeordnet werden muss (vgl. Fischer-Lichte 1998⁴: 65). Der semantische Gehalt mimischer Zeichen auf der Bühne beschränkt sich nach Fischer-Lichte auf den Ausdruck von Emotionen der Figuren (vgl. ebd.: 55). Außerdem finden sich mimische Zeichen auch innerhalb der Gebärdensprache: neben der Mimik, die grammatische Funktionen hat, weist die DGS auch expressive Mimik auf, die individuell verschieden sein kann und die wie in lautsprachlich geprägten Kontexten als »Indizes emotionaler Verfasstheit« (Fehrmann 2010: 62) gelten.

Grundsätzlich sind Gebärden für alle sehenden Personen perzipierbar, das heißt, dass diese auch bei nicht vorhandener Sprachkenntnis zumindest ästhetisch betrachtet werden können. Eine Reduktion auf ihren ästhetischen Gehalt wird der Deutschen Gebärdensprache und dem Projekt Inklusives Theater jedoch nicht gerecht. So geht bspw. Ugarte Chacón davon aus, dass auch auf der Bühne Machtstrukturen reproduziert werden, wenn Gebärdensprache im Theater für Hörende »zur rein ästhetischen Bewegung, deren Sprachinhalt sekundär ist« (Ugarte Chacón 2015: 24), reduziert wird. Eine rein ästhetisierende Nutzung der Sprache kam daher im Projekt nicht in Frage, vielmehr sollte durch ein Aufbrechen üblicher Translationsrichtungen, durch »das (zeitweise) Auflösen, Konterkarieren oder Ausstellen von interlingualen oder intersemiotischen Hierarchien« (Wünsche 2015: 53) nicht nur die Ästhetik der DGS ausgestellt, sondern auch ihr marginalisierter Status in der hörenden Gesell-schaft[30] reflektiert werden.

2.2.3 Aufbrechen der Dichotomie Ausgangstext/Zieltext

Wie schon bei der Betrachtung der besonderen Produktionsprozesse bei Ko-Translationen deutlich wurde, gibt es keinen klar bestimmbaren AT oder ZT mehr, sondern nur einzelne Textelemente, die Übersetzungsprozessen unterzo-gen werden. Betrachtet man den Aufführungstext (auf der Rezeptionsebene) aus Sicht des Publikums, gibt es also nicht, wie bei klassischen Übertitelungen, einen auf der Bühne verorteten Aufführungstext und darüber eine Übertitelung, die in einem translatorischen Verhältnis zu Teilen des Aufführungstextes steht und damit eine kommunikative Funktion für ein klar umrissenes Teilpublikum er-füllt. Bei dem Projekt Inklusives Theater nimmt das Publikum stattdessen einen gewissermaßen mehrsprachigen Aufführungstext wahr, in den Übertitel einge-bunden sind, die in einem translatorischen Verhältnis zu verschiedenen verba-len, paraverbalen und nonverbalen Elementen des Aufführungstextes stehen können. Die Übertitel richten sich aber nicht zwangsläufig immer an denselben Teil des Publikums und stehen auch nicht zwangsläufig immer in einem transla-torischen Verhältnis zu anderen Elementen der Aufführung.

Die Inszenierungen, die im Rahmen des Projekts entstanden sind, verbinden somit drei verbale Zeichensysteme: die Deutsche Gebärdensprache (DGS), die deutsche Lautsprache (DLS) und die deutsche Schriftsprache (DSS). Wie wir ge-sehen haben, bildet die DSS den gemeinsamen Nenner für das gesamte Publikum. Daher gilt es, Passagen in DGS oder in DLS von einer Übersetzung in DSS zu be-gleiten. Bei den beiden in Kap. 3.5 analysierten Aufführungen gibt es allerdings auch Passagen oder ganze Szenen, die bewusst unübersetzt gelassen wurden, um alle Teilgruppen des Publikums, auch Hörende, punktuell mit der Erfahrung des Nichtverstehens, also mit exkludierenden Momenten zu konfrontieren.

Im Unterschied zu barrierefrei gestalteten Theaterstücken kommen bei dem Konzept Inklusives Theater daher nicht nur die Übersetzungsformen und -rich-tungen Deutsche Lautsprache → Deutsche Gebärdensprache (DLS → DGS),

---

30 Die DGS ist zwar seit dem Behindertengleichstellungsgesetz 2002 gesetzlich als eigenständig anerkannt, d. h. gehörlose Personen haben im Umgang mit Behörden das Recht DGS zu verwenden und auf Dolmetschdienste zurückzugreifen (vgl. Elliott 2013: 1). Allerdings bedeutet dies nicht, dass Gehörlose in ihrer Muttersprache unter-richtet werden müssen, da der Status der DGS v. a. im Behindertenbereich, nicht aber im Bereich der Bildung gesetzlich verankert ist (vgl. Pabsch 2013: 23).

also Gebärdensprachdolmetschen für das gebärdensprachkompetente Zielpublikum, und deutsche Lautsprache → deutsche Schriftsprache (DLS → DSS), also Gehörlosenübertitel, mit dem Zielpublikum Schwerhörige und Gehörlose zum Einsatz. Vielmehr finden während der Aufführungen alle Übersetzungsformen zwischen den drei verbalen Zeichensystemen DGS, DLS und DSS in beide Richtungen gleichberechtigt Verwendung und wechseln einander ab. Man sieht an der folgenden Abbildung (aus Mälzer 2017: 187), dass Ausgangssprache und Zielsprache auch in dieser Hinsicht nicht von vornherein festgelegt sind, sondern jedes der drei Sprachsysteme zum At oder Zt werden kann – sowohl bei der Texterstellung als auch bei der Textrezeption durch das Publikum. Das heißt, dass kein Zeichensystem und keine Übersetzungsrichtung durch den Aufführungstext privilegiert werden, sondern ein fortwährender Wechsel stattfinden kann.

Abb. 5: Übersetzungsformen und -richtungen im Projekt Inklusives Theater

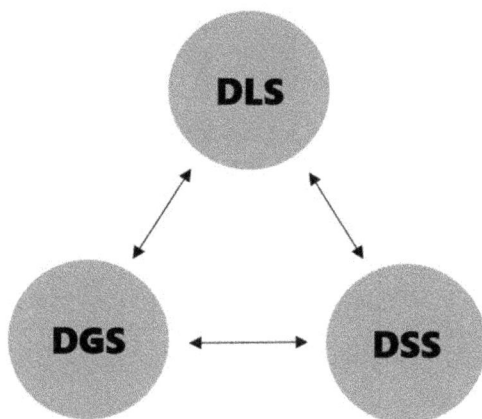

Vielmehr wird durch den Einsatz aller drei Sprachsysteme und verschiedener Übersetzungsrichtungen ein Zielpublikum aus Hörenden, Schwerhörigen und Gehörlosen angesprochen, deren Teilgruppen im Wechsel auf die angebotenen Übersetzungen angewiesen sind.

Diese Enthierarchisierung der Sprachsysteme und der Übersetzungsrichtungen zielt darauf, eine inkludierende Wirkung auf das Publikum zu entfalten, weil Hörende, Schwerhörige und Gehörlose gleichermaßen, wenn auch nicht an derselben Stelle, die Erfahrung des Nichtverstehens machen und somit auf Barrieren stoßen können, die durch andere Ausdrucksmittel umgangen werden. Eigene und fremde Barrieren werden somit erfahrbar oder zumindest sichtbar gemacht und können, ins Bewusstsein dringend, reflektiert werden. Nicht zuletzt soll dank dieser Enthierarchisierung der Übersetzungsformen und -richtungen die Demarginalisierung der Deutschen Gebärdensprache in Kultur und Gesellschaft unterstützt werden.

3 Inklusion im Theater am Beispiel inklusiver Theaterproduktionen: *Club der Dickköpfe und Besserwisser* und *von außen zu nah*

Abstract: Chapter 3 discusses the practical implications of creating inclusive stage productions from a translator's perspective. It presents different strategies of staging written, spoken, and signed word. An analysis of two performances provides a closer look on how these strategies can be implemented. The chapter also addresses relevant legal issues.

3.1 Produktionstechnische Abläufe und Strukturen

Wie bereits in der Einleitung und in Kap. 2.2.1 erläutert, ist eine frühe Einbindung der Übersetzer_innen in die Produktion der Inszenierung eine wichtige Voraussetzung, wenn man nicht bloß einen barrierefreien Zugang zu einer Aufführung schaffen will, sondern einen inklusiven Ansatz verfolgt. Bei dem Projekt Inklusives Theater wurde dies bei den ersten beiden Produktionen organisatorisch wie folgt umgesetzt: Die Universität Hildesheim ist mit mehreren Partner_innen eine Kooperation eingegangen: mit der Spielstätte, dem Theaterhaus Hildesheim, und mit dem jeweiligen Theaterkollektiv, in der ersten Produktion mit *Klub Kirschrot*,[31] in der zweiten mit *BwieZack*.[32] Des Weiteren wurde das Landesbildungszentrum für Hörgeschädigte Hildesheim eingebunden, das für die beiden Theaterkollektive Workshops in Gebärdensprache und die Zusammenarbeit mit den dort beschulten Kindern angeboten hat. Bei beiden Projekten handelte es sich, wie schon erwähnt, um Kindertheaterproduktionen. Bei der Suche nach interessierten Kooperationspartnern wurde in Absprache mit der Spielstätte eigens ein Förderprogramm aufgelegt, das den Titel »deBühne_barrierefrei«[33] trägt. Auf dieses Programm können sich Theatergruppen mit einem Konzept für ein Theaterstück bewerben. Die ausgewählte Theatergruppe erhält finanzielle und organisatorische Unterstützung sowie diverse Fortbildungen, verpflichtet sich aber im Gegenzug zur Kooperation mit der Universität Hildesheim, um gemeinsam mit Studierenden eine inklusive Inszenierung zu erarbeiten. Konkret hieß das, dass die Kooperation mit Studierenden des

---

31 vgl. klubkirschrot.de.
32 vgl. https://de-de.facebook.com/BwieZack/.
33 vgl. https://www.theaterhaus-hildesheim.de/index.php/theaterhaus/projekte/hauseigene-projekte/debuehne.

Masterstudiengangs Medientext und Medienübersetzung am Institut für Übersetzungswissenschaft und Fachkommunikation umgesetzt wurde, und zwar im Rahmen des Projektseminars Inklusives Theater/Theaterübertitelung für Hörgeschädigte und Hörende.

Aufgrund der erfolgreichen ersten Produktion wurde das Projekt im darauffolgenden Jahr mit einem weiteren Theaterkollektiv und einem neuen Kindertheaterstück fortgesetzt. Derzeit wird das Projekt in Kooperation mit dem Jungen Schauspiel Hannover und der Regisseurin Wera Mahne weiterentwickelt, die ein Jugendtheaterstück unter Einbeziehung gehörloser Schauspieler_innen inklusiv inszenieren möchte.

Zu Beginn der Projekte fand jeweils ein Treffen zwischen den Vertreter_innen des Theaters, mit der Theatergruppe und den Teilnehmer_innen am Projektseminar statt. Die Theatergruppen stellten ihre Idee zum Stück vor, während das Seminar das Konzept des Projekts Inklusives Theater und die Möglichkeiten des Einsatzes der Übertitel präsentierte. Die darauffolgende gemeinsame Arbeit am Stück entwickelte sich dynamisch: Einzelne Szenen wurden den Übersetzer_innen[34] vorgestellt, daraufhin wurden Übertitelungsideen entwickelt, gemeinsam durchgesprochen und schließlich in den zwei Wochen vor der Premiere in gemeinsamen Proben auf der Bühne ausprobiert, diskutiert und endgültig umgesetzt.

3.2 Rechtliche Fragen

Dieser Ko-Translationsprozess wirkt sich nicht nur auf die einzelnen Arbeitsschritte bei der Probenarbeit und der Konzeption der Übertitel aus, sondern hat auch Folgen im Hinblick auf rechtliche Fragen, die diese Form der Zusammenarbeit aufwirft. Bei der Erstellung einer Übertitelung können grundsätzlich Urheberrechte an den Übertiteln entstehen. Ehrhardt erläutert:

> Es lässt sich nur im Einzelfall entscheiden, ob Über- oder Untertitelungen wiederum selbst urheberrechtlich geschützt sind. Maßstab ist die »persönliche geistige Schöpfung« (schöpferische Eigenart, sog. Schöpfungshöhe), die auch für »Bearbeitungen« wie für die »freie Benutzung« Voraussetzungen eines Schutzes ist. (Ehrhardt 2014a: 217)

---

34 Die Übertiteler_innen des Stücks *Club der Dickköpfe und Besserwisser* waren: Hanna Bock, Michèle Brand Jelena Gayk, Isabella Kammerer, Alexander Kurch, Yvonne Quasdorf, Swenja Schum und Maria Wünsche. Das Stück *von außen zu nah* wurde von Laura Leske, Anna Pristouschek und Saskia Schulz übertitelt.

Damit ein Theater eine Aufführung mit Übertiteln zeigen darf, muss es sich also die Nutzungsrechte von den Übertiteler_innen und die Bearbeitungsrechte von dem oder der Originalautor_in einräumen lassen. Die Übertiteler_innen sollten außerdem von eventuellen Ansprüchen des Originalrechteinhabers bzw. der Originalrechteinhaberin freigestellt werden (vgl. ebd. 219). Beim Fahren der Übertitel handelt es sich hingegen um eine Dienstleistung, die gesondert honoriert wird (vgl. Schmidt-Henkel 2014: 228) und nicht urheberrechtlichen Bestimmungen unterliegt. Ein Beispiel für eine Muster-Vereinbarung zwischen den Übertiteler_innen und dem jeweiligen Theater bzw. der Regie stellt Ehrhardt (2014b: 222ff) ebenfalls zur Verfügung. Bei klassischen Übertitelungen, die der Aufführung gegenüber den Status eines Paratextes haben, lassen sich Vereinbarungen vergleichsweise klar regeln. Die Arbeitsteilung wirft in der Regel keine Fragen auf. Bei einer mehrsprachigen Inszenierung, wie sie im Projekt Inklusives Theater in Ko-Translation erarbeitet wird und bei der sich die verbalen Anteile des aufgeführten Theaterstücks aus Übertiteln, Gebärdensprache und Lautsprache zusammensetzen, lassen sich Aufführung und Übertitelung nicht mehr ohne Verluste voneinander trennen. Ohne die Einräumung von Nutzungsrechten an der Übertitelung kann die Inszenierung daher nicht mehr ohne weiteres zur Aufführung kommen. Daher erscheint es in besonderem Maße wichtig, den Umfang der Einräumung der Nutzungsrechte und die finanzielle Beteiligung zu regeln, die in Form fixer Honorare und/oder über eine Beteiligung an den Tantiemen erfolgen kann. Für die Kalkulationen von Freien Theaterschaffenden bedeutet dies, dass diese Mehrkosten im Idealfall schon beim Projektantrag eingeplant werden sollten. Selbstverständlich gilt es auch die Namensnennung der Beteiligten in Programmheften etc. zu vereinbaren.

3.3 Der Einsatz von Über- und Untertiteln in den Inszenierungen

Die Bezeichnung »Übertitel« für die Einblendungen von schriftlichen verbalen und weiteren Elementen bei den beiden Theaterproduktionen wird aus Gründen der Üblichkeit hier beibehalten, obwohl diese Bezeichnung ganz offenkundig von der Einblendung herkömmlicher Übertitel über der Bühne und in Abgrenzung zu Untertiteln im Kino und Fernsehen herrührt. Bei der ästhetischen Integration von Übertiteln ins Bühnenbild, wechselnden Projektionsorten und unterschiedlichen technischen Umsetzungen wären andere Bezeichnungen wie Einblendung oder Projektion sicherlich angemessener, zugleich aber uneindeutiger. Im Rahmen des Projekts wurde bspw. auch von »Überalltiteln« gesprochen, um zu unterstreichen, dass dem Übertitel kein festgelegter Ort mehr zugewiesen wird. Die

Beibehaltung der üblichen Bezeichnung »Übertitel« hat den Vorzug, dass sie vor allem zwei wichtige Aspekte in Erinnerung ruft: nämlich, dass es sich um eine Folge von (vorwiegend verbalen) Einblendungen handelt und dass diese in einem theatralen Aufführungs(kon)text gedeutet werden müssen, von dem sie Teil sind.

In technischer Hinsicht wurden beim Projekt *Club der Dickköpfe und Besserwisser* zwei Formen von Titeln projiziert: Zum einen gab es eine Folge vorgefertigter Folien einer PowerPoint-Datei, die live per Videoprojektor an verschiedene Stellen des Bühnenraums projiziert wurden, sowie auf Objekte und auf die Körper der Schauspielerinnen.[35] Zum anderen wurden auch Videos in den Bühnenraum (und in den Vorraum des Theatersaals) projiziert. Diese Videos enthielten Untertitel bzw. Zwischentitel. Übertitel und untertitelte Videos wurden zum Teil auch gleichzeitig auf die Bühne projiziert.

Abb. 6: Übertitel als Figurenlabel und untertiteltes Video. Szene aus Club der Dickköpfe und Besserwisser *von Klub Kirschrot mit Elvira Jesse. © Andreas Hartmann*

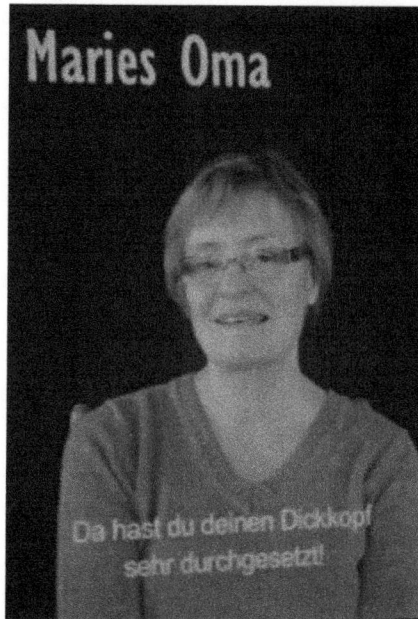

---

35 Zum besseren Verständnis muss gesagt werden, dass hier nur ein fixer Videoprojektor eingesetzt wurde. Verbale oder andere Elemente wurden jedoch an unterschiedliche Stellen der PowerPoint-Folien platziert, so dass bei der Projektion der Eindruck entstand, der Übertitel wechselte ständig den Ort.

Beim Projekt *von außen zu nah* gab es lediglich Übertitel. Diese wurden allerdings mit verschiedenen Beamern projiziert: einem Handbeamer, der die Projektion in jede Richtung des Bühnenraums erlaubte und von den Schauspielerinnen selbst bedient wurde, und einem fest installierten Projektor wie beim ersten Projekt. Die Übertitel waren bei dieser Inszenierung nicht alle vorproduziert, sondern wurden teilweise live während der Aufführung getippt, um Schreib- und Denkprozesse der Hauptfigur darzustellen. Der Hauptgrund für die Entscheidung, auch Handbeamer zu verwenden und Liveprojektionen von Übertiteln in die Inszenierung zu integrieren, liegt aber bei dem partizipatorischen Konzept der Theaterstücke der Gruppe BwieZack. Diese löst die Guckkastenperspektive auf, bezieht ihr Publikum interaktiv ins Spiel ein und lässt die Zuschauer_innen mehrfach die Position im Raum verändern. Dies erfordert eine hohe Flexibilität bei der Übertitelung.

Wie sich schon in Wünsches (2015: 27) Übersicht über die theatralen Zeichen einer Aufführung angedeutet hat (s. Abb. 4), können die Projektionen verbaler Elemente entweder

– für sich selbst stehen und somit zu einer körperlosen Figur auf der Bühne werden
– oder einer Figur zugeordnet sein.

Diese Figur kann

– leiblich präsent
– oder videografiert sein,

Die Projektionen können schließlich entweder

– die Äußerung einer Figur
– oder die intersemiotische Übersetzung dieser Äußerung darstellen.

Die Verwendung der Software PowerPoint bietet sowohl bei der Erstellung als auch bei der Projektion von Übertiteln eine große Palette an Gestaltungsmöglichkeiten. Davon abgesehen, dass neben alphanumerischen Zeichen auch abstrakte Bilder oder Ikone projiziert werden können, ist das Layout der verbalen Zeichen äußerst variabel, teilweise sogar vielfältiger als das von statischer Schrift, wie sie etwa in Comics eingesetzt wird. So kann die eingeblendete Schrift über Größe, Farbe, Type, Dicke und Rahmung der Lettern paraverbale und prosodische Merkmale transportieren. Dank der Zeitgebundenheit des Mediums sind darüber hinaus aber auch allerlei dynamische Effekte möglich, die mal live entstehen und mal vorgefertigt sind: Die wichtigsten Mittel der Animation, die zusätzlich zu denen von statischer Schrift eingesetzt werden können, sind der

Einblendmoment, die Einblenddauer, der Einblendrhythmus, der Einblendmodus (also ggf. Bewegung der Lettern, Art des Erscheinens, des Stehens, des Verschwindens), die Einblendgeschwindigkeit (wie schnell erscheinen die Lettern) und die Größenveränderung (die Lettern wachsen oder schrumpfen). Einen weiteren Unterschied zum Einsatz von Schrift im Comic bildet die Tatsache, dass die Theaterbühne nicht zweidimensional ist, wie die Seite eines Comics, sondern einen dreidimensionalen Raum für die Projektion von Schrift bietet und letztere somit auch in der Tiefe des Raums bewegt werden kann. Wir werden in den Aufführungsanalysen in Kap. 3.5 unter anderem sehen, welche der hier erwähnten Parameter eingesetzt und welche Effekte damit erzielt werden.

3.4 Der Einsatz von Gebärdensprache in den Inszenierungen

Der Einsatz von Gebärdensprache am Theater wurde im vorherigen Kapitel im Hinblick auf das Gebärdensprachdolmetschen betrachtet. In Kap. 2.1.2 wurde bereits auf das ästhetische Potenzial der DGS verwiesen, aber auch auf ihren Status als eigenständige Sprache, d. h. als verbales Zeichen auf der Bühne, das gleichberechtigt neben den lautsprachlichen Elementen eingesetzt wird. Da beim Gebärdensprachdolmetschen die DGS stets Zielsprache ist und diese Konstellation für die Inszenierungen im Projekt Inklusives Theater zu kurz greift, wird im Folgenden nicht von Gebärdensprachdolmetschen, sondern allgemeiner vom Einsatz von Gebärdensprache die Rede sein.

Wie im Schema zu den theatralen Zeichen (Kap. 2) dargestellt, lässt sich die Gebärdensprache als visuell-verbales Zeichensystem definieren. Dieses kann Teil der Figurenrede sein oder als Übersetzungsprodukt (Zt) oder Ausgangspunkt einer Übersetzung (At) in Erscheinung treten, wobei sich diese Funktionen nicht gegenseitig ausschließen. Sie können in ihrer Bedeutung durch paraverbale Elemente beeinflusst werden, beispielsweise durch den Rhythmus oder die Größe des Gebärdenraums.[36]

In der Inszenierung *Club der Dickköpfe und Besserwisser* von Klub Kirschrot steht DGS zum Teil als eigenständiges verbales Zeichen im Raum, wird aber auch zum ausgangs- oder zielsprachlichen Element in den Konstellationen DLS – DGS, DSS – DGS oder DGS – DLS –DSS (vgl. Schema in Kap. 2.2.3). Häufig stehen die verschiedenen Modalitäten auch parallel im Raum, so dass keine eigentliche Translationsrichtung ausgemacht werden kann, sondern eher

---

36 Der Gebärdenraum erstreckt sich vor dem Körper zwischen Hüfte und Haaransatz. Wird dieser beispielsweise mit sehr großen Gebärden überschritten, kann der Aussage ähnlich viel Nachdruck verliehen werden, wie beim Schreien in der Lautsprache.

von Mehrsprachigkeit auf der Bühne gesprochen werden muss. Die DGS als Figurenrede ist darüber hinaus sowohl live als auch projiziert auf der Bühne zu sehen. Für einige der videografierten Äußerungen in DGS wurden Untertitel erstellt, die jedoch im Hinblick auf ihre räumliche Anordnung und ihre Standzeit an die Ausgangssprache angepasst werden mussten.[37] Die gebärdensprachlichen Elemente hatten auch in den Momenten, in denen sie als einzige Sprache auf der Bühne zu sehen waren, nie eine ausschließlich ästhetische Funktion. Sie waren immer auch verbale Zeichen und wurden beispielsweise als Liedtext in einen Tanz eingebaut oder konfrontierten das hörende, nicht gebärdensprachkompetente Publikum in einem videografierten Monolog ohne Untertitel (Abb. 1) mit einer sprachlichen Barriere, wie sie sich ihnen sonst nur selten präsentiert, und schafften so eine Situation, in der das hörende Publikum einem Moment der Exklusion ausgesetzt war.

In der Inszenierung *von außen zu nah* von BwieZack wurden gebärdensprachliche Elemente als Zt stets live präsentiert. Projiziert wurden nur die Übertitel bzw. andere visuelle Elemente, die in Kap. 3.5.3 noch ausführlicher beschrieben werden. Ähnlich wie in der Inszenierung von Klub Kirschrot tritt Gebärdensprache in *von außen zu nah* als Teil von Translationsprozessen als ausgangs- oder zielsprachliches Element auf. Sie steht außerdem für sich allein, wobei hier jedoch Unverständnis im Publikum vermieden wurde, da es sich bei den unübersetzten Gebärden um ikonische Gebärden handelte, die sich auch ohne Sprachkenntnis eher leicht entschlüsseln lassen. Ebenso können viele Szenen, in denen dem Publikum sowohl Lautsprache als auch Gebärdensprache sowie der Übertitel simultan zur Verfügung stehen und keine eindeutige Translationsrichtung ausgemacht werden kann, als mehrsprachig beschrieben werden. Grundsätzlich haben häufig auch zwei oder mehr Figuren gleichzeitig gebärdet, während die lautsprachlichen Elemente stets nur von einer Figur produziert wurden.

In beiden Inszenierungen wurde darüber hinaus mit der semiotischen Nähe der Gebärdensprache zu gestischen Zeichen gespielt. Entsprechend gab es immer wieder Gesten, die in Gebärden übergegangen sind oder umgekehrt.

---

37 Anders als bei der Untertitelung einer Lautsprache wurden die Untertitel neben den Kopf der gebärdenden Person, in die Nähe des Gebärdenraums platziert, um eine verbesserte Sicht- und Lesbarkeit zu gewährleisten. Dabei ist zu bedenken, dass beide Sprachsysteme über den visuellen Kanal rezipiert werden müssen, die Rezeptionszeit der Schrift aber deutlich länger ist als die der Gebärden. Entsprechend durften die Untertitel nur ca. ein Drittel der Bildbreite einnehmen, um nicht den oder die Sprecher_in zu verbergen. Aus diesem Grund haben die Untertitel den üblicherweise empfohlenen Umfang von zwei Zeilen bisweilen überschritten.

Zusammenfassend lassen sich also folgende Funktionen des Einsatzes von Gebärdensprache im Projekt Inklusives Theater festhalten: Gebärdensprache kann Teil der Translation sein und als Ausgangs- oder Zielsprache genutzt werden. Sie wird aber auch eigenständig verwendet und bleibt dann unübersetzt. Dabei gibt zum einen der ikonische Charakter vieler Gebärden, d. h. die Ähnlichkeit von sprachlichen Zeichen mit ihren Denotaten,[38] Hilfestellung beim Verstehen ohne Sprachkenntnis, oder aber das Nichtverstehen ist intendierte Wirkung. Gebärdensprache kann auch simultan zur Laut- und/oder Schriftsprache auftreten, sodass sich keine eindeutige Translationsrichtung ausmachen lässt.

Technisch ist der Einsatz von Gebärdensprache weniger komplex als der Einsatz der Übertitel. Allerdings müssen auch hier ein paar wichtige Aspekte berücksichtigt werden. So ist es essentiell, dass die gebärdenden Personen gut ausgeleuchtet werden. Die räumliche Anordnung von Publikum und Bühne ist ebenfalls von großer Relevanz. In der Inszenierung von BwieZack ändert das Publikum während der Aufführung häufig seinen Platz und sitzt zum Teil in U-Form um den Bühnenbereich. Um die Sichtbarkeit der Gebärden zu gewährleisten, gebärden jeweils zwei oder drei Personen gleichzeitig in die verschiedenen Sichtbereiche des Publikums.

Daraus ergibt sich aber auch, dass in Bezug auf die Lichtverhältnisse auf der Bühne Konflikte entstehen können, wenn man, wie im Projekt Inklusives Theater, den Einsatz von Übertiteln mit dem von Gebärdensprache mischt. So beeinträchtigt zu große Helligkeit auf der Bühne ggf. die Sichtbarkeit einer Videoprojektion, während der Einsatz von Gebärdensprache, wie eben erwähnt, eine gute Ausleuchtung der Gebärdenden voraussetzt. Diese potenzielle Unvereinbarkeit gilt es bei der Konzeption einer mehrsprachigen Inszenierung unbedingt zu berücksichtigen.

Wie sich der Einsatz der DGS in den Inszenierungen im Detail beschreiben lässt, wird Thema der Aufführungsanalysen im folgenden Kapitel.

3.5 Analyse zweier Aufführungen

Die Analyse der Aufführung erfolgt szenenweise. Für jede Szene gilt es zunächst festzustellen, welche Ausdrucksmittel in der jeweiligen Szene eingesetzt werden, um dann zu prüfen welche verbalen Elemente in der jeweiligen Szene verwendet werden: also DGS, DLS und/oder DSS.

Die Analyse orientiert sich an folgendem Schema:

---

38 Zum Beispiel wird das Verb SCHWIMMEN in DGS durch Schwimmbewegungen ausgedrückt oder die Gebärde für HAUS deutet grob die Umrisse eines Hauses an.

Gibt es in der Szene Übertitel (ÜT): ja/nein?

Wenn ja, sind die ÜT Teil einer Translation (im äußeren oder inneren Kommunikationssystem[39])?

Wenn ja, bilden die ÜT
den Zieltext (Zt)
oder den Ausgangstext (At) eines Übersetzungsprozesses?

Welcher Translationstyp (simultan, konsekutiv, geflüstert, Wort-für-Wort) und welche Translationsrichtung liegen vor?

Welches (Teil)-Zielpublikum soll adressiert werden?

Ist der Übertitel
Teil einer Interaktion der Figuren (inneres Kommunikationssystem)?
Teil einer Interaktion mit dem Publikum (äußeres Kommunikationssystem)?

Mit welchen Parametern lässt sich der ÜT beschreiben (technisches Dispositiv, Type, Animationen, Einblenddauer, Hintergrund, live/semi-live/non-live, Kombination mit Bild)?

3.5.1 Klub Kirschrot: *Club der Dickköpfe und Besserwisser*

Paratext im Foyer: Vorspiel mit multimodalem Wörterbuch

Bevor das eigentliche Stück beginnt, wird den Zuschauer_innen, die sich im Foyer versammeln, eine Art paratextuelle Einführung geboten: Auf die Wände werden Videoloops von gebärdenden Kindern projiziert. Die Loops sind wie folgt aufgebaut: ein Kind vollführt eine Gebärde – dann wird die Übersetzung der Gebärde schriftlich eingeblendet, ein wenig wie bei einem Zwischentitel – abschließend wird das gebärdende Kind nochmals gezeigt. Der schematische Aufbau wäre also A (AT in DGS) - B (ZT in DSS) - A (AT in DGS).[40]

---

39 Hier wird Pfisters (1997[9]: 33) Unterscheidung vom inneren und äußeren Kommunikationssystem übernommen – also zwischen der Kommunikation der Figuren untereinander und der mit dem Publikum unterschieden.

40 Anders als bei Stummfilm-Zwischentiteln ist das Schema also nicht: Einstellung mit lippenbewegenden Schauspieler – Zwischentitel – Fortsetzung der vorigen Einstellung, also A – B – A' (Dupré la Tour 1992: 35), sondern die erste Einstellung wird nach Einblenden des Zwischentitels komplett wiederholt. Außerdem kann man bei den Videos der gebärdenden Kinder nicht von stummen Sequenzen sprechen, da die Gebärde aus sich heraus verstanden werden kann, im Unterschied zur Stummfilmeinstellung, bei der die Lautsprache des Schauspielers nicht hörbar ist, auch wenn das Gesagte über

Die Videosequenzen, die unterschiedliche Gebärden zeigen, muten an wie ein multimodales zweisprachiges Wörterbuch, das mit bewegten Bildern arbeitet. Diese Form ist für das Zeigen von Gebärdensprache gut geeignet und wird auch von verschiedenen Online-Wörterbüchern für Gebärdensprachen genutzt.[41] Die Funktion dieser Videoloops ist zum einen, dem Publikum ein kurzes Vokabeltraining anzubieten. Sie richten sich in dieser Hinsicht also an ein nicht gebärdendes Publikum, das mit DGS vertraut gemacht werden soll. Zum anderen führen sie das Publikum aber auch an die Funktion der Untertitel in dem Stück heran: Sie wenden sich damit auch an das gesamte Publikum, das ggf. nicht mit der Nutzung von Untertiteln vertraut ist und deren Einsatz in einem Theaterstück nicht unbedingt erwartet.

Die Analyse ergibt, dass UT vorhanden sind und konstant den zielsprachlichen Teil einer Translation vom Typ: DGS→DSS→DGS bilden. Diese Übersetzung lässt sich als konsekutive Wort-für-Wort-Übersetzung beschreiben, bei der At und Zt beide non-live sind. Beim At handelt es sich aber nicht um einen Text, sondern das Video mutet eher wie ein multimodales Lexikon an, das ähnlich angeordnet ist wie ein filmischer Zwischentitel. Als Zielpublikum muss man angesichts der Anordnung zunächst vor allem ein nicht gebärdendes Publikum vermuten, das die Sequenz wie ein Ratespiel verfolgen kann. Wird die Gebärde gezeigt, kann es versuchen zu erraten, was sie bedeutet, erhält dann die Auflösung und kann im Anschluss noch einmal überprüfen, wie die Gebärde aussieht. Für das gebärdende Publikum ist die translatorisch-didaktische Funktion dieser Videos zweitrangig. Für sie steht die Heranführung an den Einsatz von Untertiteln während des folgenden Stückes im Vordergrund. Die Untertitel sind vorgefertigt und Teil einer Videoprojektion, die auf eine zweidimensionale Fläche projiziert wird. Schriftzeichen und Bildzeichen werden wie bei filmischen Zwischentiteln, hintereinander im Wechsel gezeigt, so dass keine Raumkonkurrenz entsteht. Einen inneren Kommunikationskreis gibt es in diesem Fall nicht. Die Videos richten sich in didaktischer Weise an das im Foyer auf den Einlass wartende Publikum.

---

das Absehen von den Lippen erschlossen werden kann. Stimmliche und prosodische Merkmal fehlen allerdings.

41 Mit dem Wörterbuch SPREADTHESIGN zum Beispiel lassen sich verschiedene Gebärden aus unterschiedlichen nationalen Gebärdensprachen nachschlagen (vgl. www. spreadthesign.com).

Erste Szene: Auftritt der »Raumfahrerin« und Vorstellung der Schauspielerinnen

In dieser Szene gibt es zwar keine Übertitel. Sie ist aber dennoch erwähnenswert, weil sie das Dispositiv, das für die Übertitelprojektion notwendig ist, transparent macht und damit programmatisch für das Konzept ist. Sie weist darauf hin, dass die Übertitel im Folgenden nicht als unauffälliger Paratext zu einer Aufführung über die Bühne projiziert werden, sondern Teil der Inszenierung sind, in sie integriert werden: Die Übertitelerin betritt im Raumfahrer-Kostüm die Bühne und vollführt einen umständlichen, langsamen Moonwalk, um bis zu einem Pult seitlich der Bühne zu gelangen, von dem aus sie die Übertitel fahren wird. Sie trägt dasselbe Kostüm wie die Schauspielerinnen. Was bei ihr wie ein Raumfahrerhelm anmutet (als mögliche Anspielung darauf, dass sie im Raum die Übertitel fahren wird und dass es in dem Raum auch lautlos zugehen kann), wird bei den Schauspielerinnen später zum »Dickkopf«, der in mehreren Szenen selbst als Projektionsfläche dient.

Wir haben es hier also mit einer programmatischen Zurschaustellung und ästhetischen Integration des Dispositivs in die Inszenierung zu tun.

Nachdem sich die Übertitelerin eingerichtet hat, treten die Schauspielerinnen frontal vor das Publikum und heißen es willkommen. Dabei nutzen sie die Deutsche Gebärdensprache und die deutsche Lautsprache, die allerdings geflüstert wird. Trotz der Simultaneität der beiden Zeichensysteme, ist die Translationsrichtung hier als DGS→DLS zu deuten. Es handelt sich ganz offenbar um eine Art interlineare Flüster-Verdolmetschung, die sich an der Struktur der DGS orientiert und ihr damit eine zentrale Rolle zukommen lässt. Lautsprachlich wird ein syntaktisch falscher, aber nicht unverständlicher Satz vorgetragen:»Herzlich willkommen Club hier Dickköpfe und Besserwisser«.[42] Anschließend stellen sich die Schauspieler_innen vor, wobei sie ihren Namen mit dem Fingeralphabet buchstabieren und zusätzlich ihren Gebärdennamen vorstellen. Der Übertitel tritt in partieller Translation hinzu, indem der jeweilige Name Buchstabe für Buchstabe, synchron zu den Gebärden, angezeigt wird. Der Übertitel verwendet

---

42 Durch Glossentranskription (vgl. Beecken et al. 2007 und Universität Hamburg (o.J.) lässt sich der Satz in DGS wie folgt zitieren: HERZ WILLKOMMEN CLUB HIER DICKKOPF BESSER WISSEN. Bei der Glossentranskription gilt es zu beachten, dass diese nur auf Kernbedeutungen von Gebärden Bezug nehmen kann und Nuancen möglicherweise nicht hinreichend dargestellt werden. Für den vorliegenden Kontext ist diese Art der Transkription aber ausreichend. Da die Schauspielerinnen DGS eigens für die Inszenierung einige Gebärden erlernt haben, ist die Komplexität der gebärdeten Aussagen eher als gering einzuschätzen.

unterschiedliche Farben für die drei Schauspielerinnen, nutzt also ein paraverbales Element zur Figurenzuordnung, wie man dies etwa von Gehörlosenuntertiteln im Fernsehen kennt. Die Farbgebung der Übertitel wird dem Publikum in der darauffolgenden Szene erklärt. Im Anschluss wiederholen die Schauspielerinnen Sätze, die auch in den Videoloops im Foyer vorgestellt wurden. Zum Beispiel fragen sie das Publikum, was es schon immer einmal wissen wollte (und verweisen damit auf eine spätere Szene, Szene 9: Quiz-Spiel). Allerdings entspricht die lautsprachliche Formulierung wieder nicht einem syntaktisch korrekten Satz, sondern gleicht auch hier einer interlinearen Flüsterverdolmetschung, die sich der Struktur der DGS annähert: »Du willst immer wissen was?«[43] Die Szene zielt erneut auf einen didaktischen Effekt, da sie zum einen die grammatische Struktur der DGS für das nicht sprachkundige Publikum offenlegt und zum anderen durch die Wiederholung relativ einfacher Gebärden die Möglichkeit bietet, sich diese einzuprägen.

Zweite Szene: Max und der Übertitel

Die explizite Vorstellung des Übertitels erfolgt in der anschließenden Szene. Auf ein Gewächshaus, das auf der dunklen Bühne steht, wird ein untertiteltes Video projiziert: Zu sehen ist ein Junge namens Max, der mit Zeigegeste und Lautsprache die Übertitel ankündigt: »Das ist der Übertitel«. Das Video ist untertitelt. Auf das Video folgt eine Liveprojektion der eben angekündigten Übertitel. Er stellt sich und seine potentiellen Erscheinungsformen selbstreferentiell vor und benutzt dabei die Ich-Form: *Hallo. Ich bin der Übertitel*. Dann sagt und zeigt er zugleich, was er kann, etwa, dass er an vielen Orten der Bühne eingeblendet werden wird, verschiedene Größen und Farben (Tafelteil 1) annimmt (*Für Kristin werde ich pink*), mit unterschiedlicher Geschwindigkeit erscheint oder verschwindet, und natürlich wird ersichtlich, dass er mal für eine Figur spricht und mal für sich selbst.

In dieser Szene haben wir es also mit zwei Übertitelformen zu tun. Zum einen haben wir Videountertitel, die als Zt Teil einer Translation sind und diesmal ein nichthörendes Publikum adressieren. Zum anderen werden Übertitel eingesetzt, die nicht in translatorischer Beziehung zu einer Figur stehen, sondern in Interaktion mit anderen Figuren treten: Sie werden von Max, einer leiblich nicht präsenten Figur angekündigt. Der Übertitel hat dann einen kleinen Monolog und führt sein Potenzial vor. Er richtet sich allerdings nicht an die Figur Max,

---

43 In DGS: DU WOLLEN IMMER WISSEN WAS.

sondern, wie bei seiner translatorischen Funktion, an das äußere Kommunikationssystem, das Publikum, dem er seine eigene Gebrauchsanweisung liefert.

Für die Projektion nutzt er den ganzen Bühnenraum (die Wände, die Objekte, den Boden), wechselt Größe, Farbe und Type (teilweise während derselben Einblendung), auch die Einblenddynamik ist variabel. Die Schreibung folgt nicht immer der deutschen Rechtschreibung, sondern es werden intermediale Anleihen bei der Comicästhetik gemacht, indem mit Dehnungen gearbeitet wird (der Übertitel ist nicht langsam, sondern *laaaangsaaaam*).

Im Anschluss an den Auftritt des Übertitels wird ein untertiteltes Video von Max gezeigt, der den Übertitel kommentiert. Als das Video von Max wieder ausgeblendet wird, erscheint der Übertitel in Riesenlettern auf der ganzen Bühne und ergänzt, was Max sagen wollte: *Gründet Clubs*. Daraufhin treten die Schauspielerinnen als Figuren auf und wiederholen, diesmal gebärdend und flüsternd, diese schriftliche Aufforderung.

Die Übertitel sind also zunächst nicht Teil einer Translation, sondern treten überraschend an die Stelle der lautsprachlichen und untertitelten Äußerungen von Max, wobei sie sich direkt an das äußere Kommunikationssystem, das Publikum, wenden. In einem zweiten Schritt werden die Übertitel doch noch in eine Translation eingebunden. Sie bilden allerdings den Ausgangstext für die Schauspielerinnen, die noch auftreten und den Übertitel gebärden und flüstern. Wir haben also die beiden konsekutiven Übersetzungsformen: DSS→DGS und DSS→ DLS, wobei auch ein simultanes Übersetzen zwischen DGS←→ DLS vorkommt. Für das hörende Zielpublikum wird die Gebärde, für das gehörlose Publikum die Lautsprache übersetzt. Dadurch, dass die Lautsprache nur geflüstert wird, wirkt dies auf die hörenden Zuschauer_innen allerdings wie Flüsterdolmetschen. Neben der informativen Funktion für Schwerhörige im Publikum, die hier auf die Übersetzung in Schriftsprache angewiesen sind, liegt die Funktion dieser Übersetzung vor allem darin, die potentielle Publikumsspaltung bei den beiden anderen Formen der Translation vorzuführen.

Dritte Szene: Was ist ein Besserwisser?

Die Szene wird vom Übertitel eingeleitet, der die Frage in den Raum projiziert: *Wie sieht ein Besserwisser aus?* Darauf folgt ein untertiteltes Video von einem Mädchen, das in Lautsprache beschreibt, wie sie sich einen Besserwisser vorstellt.

Der Übertitel tritt also in den Dialog mit den Figuren und dem Publikum, es stehen beide Kommunikationssysteme, das äußere wie das innere, nebeneinander. Die Antwort auf die vom Übertitel gestellte Frage wird allerdings im inneren Kommunikationssystem von der videografierten Figur geliefert. Die Untertitel im

Video haben hier wieder eine translatorische Funktion und behalten diese auch das ganze Stück hindurch bei. Nur die Ausgangssprache ändert sich und damit auch das Zielpublikum: Abwechselnd werden Gehörlose und Hörende adressiert.

Die Übertitel hingegen interagieren mit den Figuren und dem gesamten Publikum.

Vierte Szene: Prof. Besserwisser

Wieder leitet der Übertitel die folgende Szene ein, indem er, in der gelben Farbe, die zuvor Sarah zugeordnet wurde, den Auftritt von Professor Besserwisser ankündigt. Sarah tritt auf (sie steigt durch das Dach des Gewächshauses, das auf der Bühne steht), um in der Rolle von Prof. Besserwisser einen Vortrag zu halten. Der Beginn des Vortrags wird in Gebärdensprache gehalten und zugleich von der Schauspielerin flüstergedolmetscht. Währenddessen werden Übertitel auf die Vorderseite des Gewächshauses projiziert. Der Professor verwendet einen Stab, um während seines Vortrags auf die Übertitel zu zeigen. Die Übertitel entpuppen sich hier als das, was sie auch sind: eine PowerPoint-Datei in ihrer wohl am weitesten verbreiteten Verwendung, die schriftsprachliche Fixierung der wichtigsten Punkte eines Vortrags. Während die Übertitel zunächst in Schriftsprache zu übersetzen scheinen, was die Schauspielerin gebärdet und flüsterdolmetscht, bzw. mit der Zeit in normaler Lautstärke und ohne begleitende Gebärden spricht, verändert sich die Translationsrichtung: Der Übertitel wird früher eingeblendet und dient der Schauspielerin als Ausgangstext bzw. als explizit ausgestellte Souffleuse. Prof. Besserwisser korrigiert sich teilweise sogar, wenn der Übertitel andere Informationen liefert. Der Übertitel wird hier gewissermaßen selbst zum Besserwisser.

Eine Videoeinblendung schneidet dem Professor schließlich gar das Wort ab. Sinnigerweise handelt es sich dabei um einen Beitrag zum Thema Durchsetzungsvermögen – die Videoeinblendung eines Kindes, dessen Äußerungen untertitelt werden, setzt sich gegen den Professor auf der Bühne durch.

Die semiotische Differenz zwischen Lautsprache und Schriftsprache wird in dieser Szene auch zur Erzielung humoristischer Effekte genutzt. So gerät Prof. Besserwisser allmählich in Fahrt und beginnt immer schneller zu reden und zugleich immer unverständlichere Dinge zu sagen, die vom hörenden Publikum kaum noch aufgenommen werden können. Um dies auch in den Übertiteln nachvollziehbar zu machen, werden die schriftsprachlichen Einblendungen von dem Moment an ebenfalls schneller und dadurch so gut wie unlesbar. Es wird angestrebt, die Überforderung für Hörende und Gehörlose gleichermaßen fühlbar zu machen.

In dieser Szene lässt sich also feststellen, dass die Übertitel in einem translatorischen Verhältnis zu lautsprachlichen und gebärdensprachlichen Äußerungen stehen: DGS/DLS→DSS. Dadurch, dass der Kontext allerdings der eines Vortrags ist und die übersetzte Figur auf die Übertitel Bezug nimmt, fällt die translatorische Dimension kaum auf. Hinzu kommt, dass die Hierarchie von AT und ZT ständig kippt und somit die DSS teilweise zum Ausgangstext bzw. zur Souffleuse wird: DSS→DLS/DGS (mit Korrekturen).

In Bezug auf die Parameter wurde schon erwähnt, dass die Übertitel in Gelb gehalten sind, um zu verdeutlichen, dass hier Sarah in der Rolle von Prof. Besserwisser spricht.

Die Funktion des Übertitels ist somit die eines Figurenlabels. In seiner translatorischen Beziehung zu den Äußerungen in DLS und DGS ist er informativ, hat aber auch eine humoristische Funktion, indem er zentrale Regeln, zum Beispiel die Berücksichtigung einer angemessenen Lesegeschwindigkeit, unterläuft und nicht mehr auf Verständnis zielt oder der Figur auch mal in guter Theatertradition soufliert. Da er sich zudem als klassische PowerPoint-Folie zu erkennen gibt, die in einem Vortrag genutzt wird, und somit zum Bühnenrequisit wird, ist er nicht nur Teil einer Translation fürs Publikum, sondern auch einer Interaktion mit der Figur. Dies wird in der letzten Folie der Szene deutlich, wenn Prof. Besserwisser wieder einmal sein Lieblings-Phantasiewort einwirft: »Raxli-Faxli«. In der letzten Einblendung wird die Schreibweise allerdings leicht verändert: *Raxli-Fucksli* lautet dann das letzte Wort des aufgebrachten Professors. So konstituiert der Übertitel in seinem Zusammenspiel mit der lautsprachlichen Äußerung des Professors ein Wortspiel. Die Bedeutungen des ambivalenten phonischen/phonetischen Codes werden durch seine schriftsprachliche Übersetzung entlarvt.

Die Untertitel in dem daraufhin eingeblendeten Video haben wieder eine translatorische Funktion. Bei der Schreibung wird allerdings von Dehnungen Gebrauch gemacht, um die wirkungsvolle Prosodie des Jungen zu illustrieren, wenn er »bitte« sagt. Die Wiederholungen der Buchstaben »i« und »e« in der Einblendung und die darauffolgende sehr häufige Wiederholung desselben Wortes unterstützten die komische Wirkung.

In der folgenden Szene wird eine Art Tanz zu lauter Musik präsentiert. Die Musik wird visuell durch Lichteffekte, den Einsatz von Nebel, die tänzerische Bewegung der Schauspielerinnen, deren »Dickköpfe« aus Pappmaché (vgl. erste Szene) darüber hinaus als weitere Projektionsfläche dienen, und durch laute Bässe für das gesamte Publikum wahrnehmbar gemacht.

Fünfte Szene: Kämpfe im Klassenraum

Der Einsatz von Übertiteln erweitert sich insbesondere in dieser Szene um ein weiteres Zeichensystem. Es wird suggeriert, dass hier, wie in einem Klassenraum an einer Tafel, von einer Figur Rechenaufgaben gestellt werden, die eine andere Figur lösen muss. Die Szene wird durch mechanisch klingende, komisch anmutende kleine Musiksequenzen der Nintendo Videospielfigur Super Mario begleitet. Das Requisit der Kreidetafel, an die die Aufgabe geschrieben wurde, wird durch eine Untertitel-Projektion dargestellt. Die Aufgabe steht zunächst in Gelb da, die Lösung in Blau – entsprechend den beiden interagierenden Figuren, Sarah und Marie (Tafelteil 2). Doch im Unterschied zur vorhergehenden Szene mit Prof. Besserwisser, der sich von den Übertiteln soufflieren lässt, entsteht der komische Effekt diesmal dadurch, dass die Figur das Bühnenrequisit mit der Lösung ignoriert, obwohl sie es vor der Nase hat. Stattdessen sucht die Figur umständlich auf dem Arm, den sie zum Spicken verwenden will – auf dem aber nichts steht –, nach der Lösung.

Neben der Verwendung von numerischen Zeichen werden mithilfe des Programms Windows Media Player bewegliche Streifendiagramme eingeblendet, die die rhythmische Qualität der Soundeffekte visualisieren. Zudem gibt es durch den Einsatz von Sprechblasen, comic-artigen Schrifttypen und Lautmalereien eine Reihe intermedialer Anspielungen auf Comics, während die Figuren Schnick Schnack Schnuck spielen und dabei Anspielungen auf Kampfelemente der Filmserie »Star Wars« einbauen.

Abb. 7: Comic-Elemente im Übertitel aus Club der Dickköpfe und Besserwisser *von Klub Kirschrot*

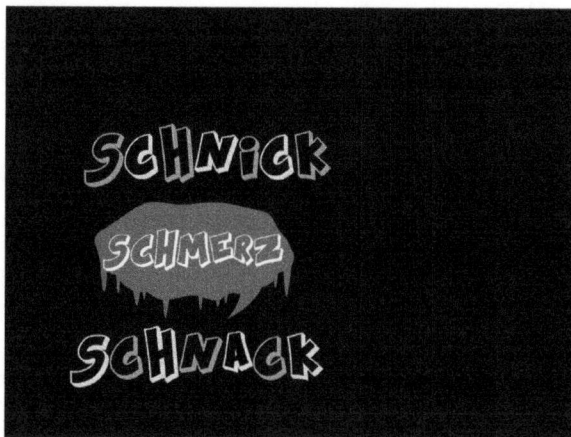

Die Einblendungen, die sich nur noch bedingt als Übertitel bezeichnen lassen, sind also abwechselnd Teil einer Translation und einer Interaktion, indem sie mal die lautsprachlichen Äußerungen der Figuren übersetzen und mal die Äußerungen der stummen Figuren darstellen. Sie können aber auch eigenständige Kommentare enthalten. In dieser Szene zeichnen sie sich durch den Einsatz verschiedener weiterer Zeichensysteme (numerische Zeichen, Sprechblasen, Ikone) und durch eine intermediale Ästhetik mit Anspielungen auf Film, Videospiel und Comic aus.

Sechste Szene: seinen Willen durchsetzen

Eine Schauspielerin fängt an zu erzählen, wie sie einmal als Kind mit ihrer Mutter im Supermarkt war und unbedingt ein bestimmtes Produkt, Froot Loops, haben wollte, während die Mutter dagegen war. Aus der Erzählhaltung wechseln die beiden Schauspielerinnen unmerklich in den szenischen Modus und beginnen den einst entbrannten Streit um den Kauf des Produkts und die beeindruckende Trotzreaktion des Kindes darzustellen und erneut emotional zu durchleben. Die blauen und gelben Übertitel übersetzen das Geschehen in Schriftsprache. Am Höhepunkt des Streits füllt sich der Bühnenraum allmähliche mit den Ausrufen der beiden Schauspielerinnen *Ich will*, bis am Ende in riesigen Lettern zweifarbig *ICH WILL* in den Raum projiziert wird, während die Figur Marie am Boden liegt und aus Leibeskräften brüllt, dass dem Publikum ein Schauer über den Rücken jagt.

Abb. 8: Übertitel im gesamten Raum aus Club der Dickköpfe und Besserwisser *von Klub Kirschrot*

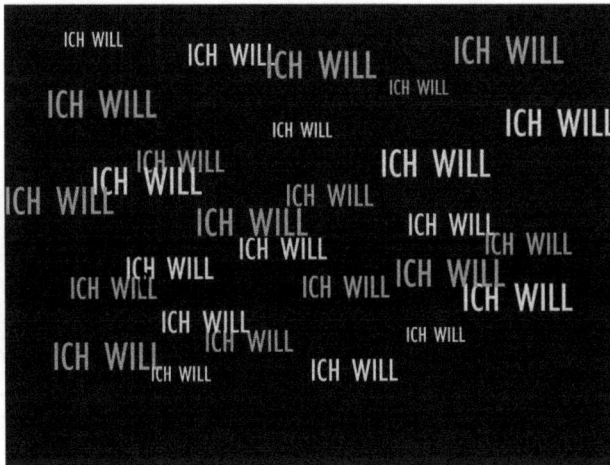

69

Die Übertitel haben in dieser Szene eine translatorische Funktion und übersetzen aus der Lautsprache. Sie richten sich dabei aber nicht nur an ein gehörloses Publikum, sondern verdeutlichen Maries Wut mit anderen Zeichen – auch für ein hörendes oder schwerhöriges Publikum.

Die Buchstaben sind in Blau und Gelb gehalten, um die Figurenzuordnung zu erleichtern. Als der Streit im vollen Gang ist und sich die beiden Figuren ein lautstarkes Wortgefecht liefern, kommt es allerdings weniger darauf an, die genaue Wiederholungsrate der Äußerung »Ich will« zu reproduzieren, noch sich mit einer reinen Übersetzung zu begnügen und die Wirkung der Szene den Schauspielerinnen zu überlassen. Stattdessen versuchen die Übertitel die Prosodie der Szene darüber zu transportieren, dass der Bühnenraum sich mit immer mehr *Ich will* füllt, um schließlich den ohrenbetäubenden letzten Schrei durch riesenhaft anwachsende Lettern darzustellen. Der Effekt dieser Riesenbuchstaben verstärkt die Wirkung der Szene für das gesamte Publikum, das sich dem Lesen der Lettern kaum wird entziehen können. So spiegelt die Konkurrenz der Buchstaben um den Bühnenraum den der Figuren um die Durchsetzungskraft wider.

Siebte Szene: Ermahnungen

Nachdem sich zwei Figuren über eine große, mit Froot Loops gefüllte Schüssel hermachen und den Neid der dritten Figur auf sich ziehen, werden die Übertitel als eigenständige Figur links oben in den Bühnenraum eingeblendet: *KristinSarahMarie: Benehmt euch, sonst hole ich eure ELTERN!* Diese Ermahnung kündigt den Auftritt der Eltern der Schauspielerinnen an, die in Form von untertitelten Videos erscheinen. Gleichzeitig werden Übertitel als Personenlabel eingeblendet, in der Farbe, die der Verwandtschaftsbeziehung der jeweiligen Figur entspricht.

Die Übertitel werden hier also Teil einer Interaktion mit den Figuren und adressieren zunächst einmal das innere Kommunikationssystem, bevor sie sich als Personenlabel wieder an das gesamte äußere Kommunikationssystem richten. Teil einer Translation sind hingegen wieder nur die Untertitel in den Videos, die DLS für ein gehörloses und schwerhöriges Publikum in DSS übersetzen. In den Videos erzählen die Figuren von ihren Erinnerungen an die Kinder und an Ermahnungen, die die Familie ihnen mitgegeben hat.

Die Farben der Übertitel entsprechen den eingeführten Personenlabels für Kristin, Sarah und Marie, also Pink, Gelb und Blau, die sich hier auch auf deren jeweilige Familienmitglieder erstrecken, während die Untertitel in den Videos weiterhin in Weiß gehalten sind.

Achte Szene: Mobbing im Wörterpuzzle

Die untertitelten, sentenzenhaften Ermahnungen aus den Videos werden in der folgenden Szene wiederverwendet und bilden das Ausgangsmaterial für neue Äußerungen. Die Übertitelprojektion, die den gesamten Bühnenraum füllt, formt eine Art abstraktes Bühnenbild aus Wörtern, durch das sich die weiß gekleideten Figuren bewegen und selbst zur Projektionsfläche werden.

Die Figuren Sarah und Kristin beginnen mit diesem Wörterpuzzle zu spielen, indem sie Kartonbögen in den Farben ihrer Figurenlabels verwenden: Gelb und Pink. Die Kartons halten sie vor den Körper oder über den Kopf und fangen einzelne Wörter oder Satzteile ein. Dann bewegen sie sich, die Dreidimensionalität des Raums bzw. der Projektion nutzend, langsam auf der Bühne nach vorn. Die Wörter werden somit farblich und räumlich aus ihrem Kontext herausgelöst und zu neuen Aussagen zusammengesetzt, die von den Schauspielerinnen nach und nach auch laut gesprochen werden (Tafelteil 3). Dieses zunächst spielerische Remix aus Wörtern nimmt im Laufe der Szene immer deutlicher Mobbing-Charakter gegenüber der dritten Figur Marie an.

Ihre Reaktion auf das Mobbing nach dem Ausblenden des Wörterpuzzles wird durch einen neuen Übertitel gezeigt. Sie stülpt sich den Dickkopf aus der ersten Szene über den Kopf und hockt sich in eine Ecke des Gewächshauses. Auf den Dickkopf wird daraufhin ein klitzekleiner schmollender Übertitel projiziert, der wie eine stumme Denkblase anmutet: *Ihr könnt mich mal.* Auf einem weiteren Dickkopf werden daraufhin Videos von Gesichtern höhnisch grimassierender Kinder gezeigt, die den vorher in DSS eingeblendeten Satz mimisch darstellen und den Mobber_innen so die Stirn bieten.

Die Übertitel dienen hier zunächst als abstraktes Bühnenbild und sind nicht Teil einer Interaktion oder Translation: Erst durch das Highlighten mit bunten Kartonbögen werden sie zu Äußerungen von Kristin, Sarah und Marie und schließlich auch zur Übersetzung, da die Figuren die farblich hervorgehobenen Äußerungen allmählich immer lauter wiederholen. Die Übertitel bilden daher den Ausgangstext für den lautsprachlichen Zieltext.

Die eigentlich weiß projizierten Übertitel, die den gesamten Bühnenraum füllen, verändern dank der wechselnden Projektionsfläche ihre Farbe und Position in der Tiefe des Raums. Die Farbe des Kartons entspricht der der Figurenlabel, sodass auch auf der vergleichsweise dunklen Bühne erkennbar bleibt, von wem die Äußerungen gemacht werden.

Als der folgende Übertitel auf den Dickkopf der gemobbten Figur projiziert wird, ist er wieder deutlich Teil einer Interaktion. Da die Worte auf den übergestülpten Dickkopf projiziert werden, wird allerdings suggeriert, dass es sich um

Maries Gedanken handelt. Daher lässt sich nicht sagen, ob die Interaktion mit den anderen Figuren stattfindet oder diese Äußerung sich nur an das äußere Kommunikationssystem richtet. Dank der Übertitel wird hier die für die Bühne schwer umzusetzende Gedankendarstellung möglich, die sonst dem Medium Buch vorbehalten bleibt. Die folgende stumme Videoprojektion von dem höhnisch lachenden Mädchen lässt sich wiederum als intersemiotische Übersetzung der schriftsprachlichen Äußerung in Mimik deuten.

Neunte Szene: Quizspiel

Die Übertitel in der folgenden Szene richten sich ans Publikum und werden zur Vermittlung der Spielregeln für ein Quiz eingesetzt. Die Quizfragen ergeben sich aus Äußerungen von Kindern in Videos, die mit Untertiteln auf das Gewächshaus projiziert werden. Die sich daraus ergebende Kernfrage wird nach der jeweiligen Videoprojektion von einem Übertitel aufgegriffen. Dieser Übertitel richtet sich nicht mehr nur ans Publikum, sondern an die Schauspielerinnen, die sich auf der Bühne um eine kreative szenische Illustration ihrer Antwort bemühen. Diese wird am Ende zusammengefasst mit einem Übertitel eingeblendet, der wie in einem Chatroom buchstabenweise getippt erscheint. Durch das Mimen einer Live-Situation übernimmt der Übertitel auch eine intermediale Funktion.

Die Übertitel sind hier völlig eigenständig und interagieren mal mit dem Publikum, mal mit den Schauspielerinnen auf der Bühne, während die Untertitel wie immer in translatorischem Verhältnis zu den Äußerungen der videografierten Kinder stehen. Die Ausgangssprachen sind die DLS und die DGS, Zielsprache ist die DSS.

Erwähnenswert ist noch, dass bei einer Frage das Spiel mit der zweiten und dritten Dimension wieder aufgegriffen wird. Diesmal werden allerdings nicht die Übertitel dank beweglicher Projektionsflächen in die dritte Dimension geholt, sondern es wird umgekehrt durch den Einsatz von Licht und einem Spiegel der Reflex eines dreidimensionalen mit Wasser gefüllstes Glasbecken an die Wand projiziert und somit eine Lichtbrechung zweidimensional sichtbar.

Nach der letzten Quizfrage *Warum gibt es Krieg?* wird der chatartige Übertitel auf eine papierene Wand des Gewächshauses projiziert, um das eine Schauspielerin herumrennt und dabei atemlos die projizierten Sätze in Lautsprache wiederholt. Eine Erklärung lautet, dass Krieg entsteht, »wenn die Menschen nicht miteinander reden«. Bei den letzten Worten »Ich hasse das« rennt die Schauspielerin von hinten in das Gewächshaus und springt mit lautem Knall durch die papierene Projektionsfläche hindurch (Tafelteil 4). Das eben noch thematisierte Ende der Kommunikation und die damit verbundene Gewalt werden durch die Zerstörung eines Kommunikationsinstruments in Szene gesetzt und versinnbildlicht.

Der Übertitel erscheint daraufhin in kaum noch erkennbarer, winziger Schrift, nach und nach über den ganzen Raum verteilt, und versucht die Kommunikation mit der Figur wiederaufzunehmen, zunächst zaghaft, quasi dahingetupft, dann sich mit einem *Hallo* in Riesenlettern durchsetzend (s. Abb. 1).

Der Übertitel adressiert schließlich das äußere Kommunikationssystem und leitet über ins *FINALE*, das ohne Untertitel auskommt und lediglich in Gebärdensprache gehalten ist. Auf eine Übersetzung der Gebärden wird hier bewusst verzichtet, um das hörende Publikum in die Situation des Nichtverstehens zu versetzen.

Zehnte Szene: Video eines gebärdenden Mannes

Die Gebärden basieren allerdings auf der Übersetzung eines kurzen Textes, den die Theatergruppe dem im Video zu sehenden Mann, Benedikt J. Sequeira Gerardo, vorgegeben hat:[44]

Ich will den Club (das Clubhaus hier) voller Bälle. Überall sind riesige Bälle. Die hängen in der Luft. Und dann kommt von der Seite, von da links, plötzlich ein miniminimini Bällchen reingerollt. Ich will, dass dann auf einmal ganz viele miniminimini Bällchen reingerollt kommen. Von überall her. Und ich will, dass die im Club rumspringen. Rauf und runter wie Flummis. Jeder Ball ist ein Dickkopf. Ein kleiner Dickkopf oder ein großer Dickkopf. Dickkopf bleibt Dickkopf! Ich will, dass die Dickköpfe im Club rumspringen wie wild und einen mords Wutanfall haben und mit den Füßen stampfen, dass der Boden bebt. Und dann will ich, dass ein riesiger Sack Froot Loops in den Club kommt und ich kann darin baden. Ich kann die essen, so viele ich will. Ich will, dass auch die Froot Loops Dickköpfe sind, aber ich bin der größte Dickkopf und darum ess ich sie alle alle auf. Ich will stundenlang im Club hier nur Froot Loops essen. Und ich will, dass die Froot Loops vom Dach der Clubzentrale (Clubhaus) rieseln, so ganz langsam wie Schnee. Dann will ich sie mit meinem offenen Mund auffangen. Ich will, dass nur rote Froot Loops vom Dach fallen, weil die am besten schmecken. Und dann sollen auf dem Dach Abdrücke bleiben von den Froot Loops, gemalte Abdrücke. Ich will die malen und dann will ich das ganze Haus anmalen und meine ganze ganze Welt. Hier drüben will ich ein riesiges gigantisches überdimensionales Froot Loop malen. Und dort hinten ein ganz kleines. Und hier drüben megasuperviele. Da ein rotes. Hier ein blaues. Ich male auch euch an. Ich will euch allen Gesichter aus Froot Loops malen, mit großen Froot Loop Mündern und kleinen Froot Loop Augen. Und Sarah wird ein knallgelbes Froot Loop. Nein, noch besser! Ich will, dass Sarah sich in ein riesiges regenbogenfarbenes Froot Loop verwandelt und einen Froot Loop Tanz aufführt. Ich will, dass sie durch den

---

44 Das Video kann hier betrachtet werden: https://vimeo.com/130236902.

Club tanzt und dabei allen Clubmitgliedern Froot Loops überschüttet/ rüberschmeißt. Das will ich.

Mit diesem Text wird die ständige Wiederholung von »Ich will« in DLS aus der 6. Szene aufgegriffen und durch sein gebärdensprachliches Pendant ergänzt.

Elfte Szene – Frootloops fallen für Marie vom Himmel ...

Der Wunsch des gebärdenden Mannes wird in der letzten Szene mit einer interikonischen Anspielung auf Grimms Märchen *Das Arme Mädchen* verwirklicht. Statt Sterntalern regnen allerdings Froot Loops auf Marie herab, die sie mit ihrem Rock einzufangen versucht. Die Froot Loops werden als Video in Übergröße auf die gesamte Bühne projiziert.

Instrumentale Musik begleitet die Szene, der dazugehörige Liedtext ist nicht zu hören. Es handelt sich dabei um das Poplied *Auf uns* von Andreas Bourani. Übertitel werden auch in dieser Szene nicht mehr eingesetzt. Stattdessen gebärden die Schauspielerinnen den Liedtext, wobei sich die Gebärden Tanzbewegungen annähern. Die Informationen aus lautsprachlichem Liedtext und der begleitenden Musik, beide akustisch übertragen, werden durch die visuellen Zeichen Rhythmus und Gebärden ersetzt.

3.5.2 Zwischenfazit

In dieser Analyse der einzelnen Szenen des Stückes, bei der der Fokus auf den Einsatz der Übertitel gelegt wurde, ist deutlich geworden, dass die Funktionen und Parameter der Über- und Untertitelungen äußerst vielfältig sind. Sie wurden als abstraktes (Szene 8: Wortpuzzle) oder konkretes (Szene 5: Tafel, Szene 4: PowerPoint-Präsentation, Szene 9: Chatroom) Bühnenbild genutzt, als eigenständige Figurenrede (Szene 2 und Szene 9), als Gedankendarstellung (Szene 8, Projektion auf den Dickkopf), als Personenlabel (z. B. Szene 7), als Zwischentitel (etwa zur Ankündigung der Szene 9) und als Souffleuse (Szene 4). Die Interaktion konnte mit leiblich präsenten (Szene 7: Ermahnung der Schauspielerinnen) oder bloß videografierten Figuren (Szene 2: Max) auf der Bühne oder mit dem Publikum (Szene 9: Erläuterung der Quiz-Spielregeln) stattfinden. Dabei wurden die Übertitel mal von den Figuren wahrgenommen (Szene 4: Prof. Besserwisser) und mal nicht (Szene 5: Tafel). Wenn der Übertitel eine translatorische Funktion hatte, konnten Ausgangs- und Zielsprachen teilweise auch innerhalb derselben Szene wechseln. Die Translation konnte mal synchron oder simultan, mal konsekutiv zum Ausgangstext präsentiert werden, Übersetzungen in die Lautsprache wurden teilweise flüstergedolmetscht und nahmen die Form einer Interlinearübersetzung an, setzten also auf der Wortebene an, etwa um bestimmte

Strukturen der gebärdensprachlichen Grammatik transparent werden zu lassen. Dabei nahmen sie auch eine didaktische Funktion an.

Für die Übertitel wurden verschiedene Farben eingesetzt, um die Figurenzuordnung zu erleichtern. Ihre Einblendung war teils mit Animationen begleitet (schnelles Hereinfliegen, langsame Bewegung, Anwachsen der Buchstaben, etc.), um prosodische Elemente zu imitieren oder um bestimmte Inhalte zu deutlichen. Die Projektion erfolgte auf verschiedene Hintergründe und Körper, teils auf bewegliche Flächen. Sie war durchgängig semi-live, da es sich ausschließlich um vorgefertigte Über- und Untertitel handelte. Gelegentlich gab es intermediale Anleihen bei der Ästhetik von Comics, etwa, wenn Sprechblasen und Soundwords eingesetzt wurden.

Die wechselnden Funktionen der Übertitel hatten zur Folge, dass auch die Zielgruppe der Übertitel ständig wechselte (Hörende und Gehörlose wurden adressiert, wenn der Übertitel kommunikative Funktion hatte, Gehörlose, wenn die Übertitel aus der Lautsprache übersetzten, und Hörende, wenn die Übertitel aus der Gebärdensprache übersetzten). Somit fand eine Enthierarchisierung der theatralen Mittel statt, da der Aufmerksamkeitsfokus nicht stets auf den Schauspielerinnen lag, sondern durch die Übertitel auch auf Schriftsprache gelenkt wurde. Diese doppelten mal die lautsprachlichen Äußerungen der Schauspielerinnen und standen mal für sich allein, sodass die Zuschauer_innen selbst wählen mussten, worauf sie ihre Aufmerksamkeit richteten. Darüber hinaus wurden auch die Translationselemente enthierarchisiert, da keines der drei verbalen Zeichensysteme auf der Bühne das Privileg erhielt, durchgängig Ausgangssprache zu sein. Zudem konnte sich das Publikum nicht immer darauf verlassen, für alles eine Übersetzung zu erhalten, sondern musste sich zum Teil mit dem ästhetisch-performativen Effekt der jeweils zum Einsatz kommenden Sprache und ihrer Begleiterscheinungen begnügen. Im Fall des gehörlosen Publikums war die Wahrnehmung der lautsprachlichen Äußerungen und anderer akustischer Phänomene, wie bereits erwähnt, natürlich auf die begleitende Mimik, Gestik und Körperlichkeit der Schauspielerinnen beschränkt, bzw. im Fall von Musik auf die Wahrnehmung der Schwingungen des Holzfußbodens.

3.5.3 BwieZack: *von außen zu nah*

Bei dem Stück *von außen zu nah* handelt es sich um eine entfernte Adaption des Romans *Glück ist eine Gleichung mit 7* (Sloan 2015). Die Hauptfigur Juli, ein einsames Mädchen mit Hochbegabung, wird abwechselnd von verschiedenen Schauspielerinnen verkörpert. Ihre Gedanken und Gefühle erfahren die

Zuschauer_innen ausschließlich durch die Übertitel. Auch in diesem Stück spielt das Thema Ausgrenzung eine zentrale Rolle.

In der Aufführung des Stückes *von außen zu nah* kommen ebenfalls alle drei Sprachen: DGS, DSS und DLS zum Einsatz. Auch hier werden die Übertitel zu kommunikativen oder translatorischen Zwecken eingesetzt. Das partizipative Konzept des Stückes erfordert teilweise jedoch eine andere Herangehensweise und den Einsatz anderer Techniken. So hebt die Gruppe BwieZack die vierte Wand regelmäßig auf und adressiert das Publikum nicht nur wie in dem vorangegangenen Stück, sondern interagiert mit ihm auf der Bühne. Das Publikum erhält entsprechend keinen festen Platz im Theaterraum. Das bedeutet, dass die im Stück wechselnde Perspektive des Publikums bei der Projektion der Übertitel berücksichtigt werden muss. Dieses Problem wurde, wie bereits erwähnt, technisch u. a. durch den Einsatz von beweglichen Handprojektoren gelöst, die während der Aufführung von den Schauspielerinnen bedient wurden.

Die Interaktion der Schauspielerinnen mit dem Publikum beschränkt sich in dem Stück aber nicht nur auf wechselnde Positionen der Körper im Publikums- und Bühnenbereich, sondern auch durch Einflussnahmen der Zuschauer_innen auf das Stück. So finden in einer Szene Zuschreibungen auf die Hauptfigur durch das Publikum statt, das in einer Art Fragespiel aufgefordert wird, die Eigenschaften der Figur Juli zu beschreiben (Tafelteil 7). Dazu muss das Publikum aus alternativen Angeboten, die ihm die Übertitel machen, wählen. Die Zuschreibungen erfolgen semi-live: die Alternativen sind vorgegeben, die Auswahl und die Kombination der Ergebnisse aus der Auswahl erfolgt jedoch unmittelbar durch das abstimmende Publikum. Ein ähnliches Moment wird auch in einer anderen Szene, in der das Mädchen Tagebuch schreibt, durch die Übertitel erzeugt. Der Tagebucheintrag wird von den Übertitler_innen zwar nicht spontan verfasst, aber live eingetippt. Dabei wird dem Publikum Einblick in die vermeintliche Verfertigung der Gedanken der unsichtbaren Protagonistin gegeben, indem immer wieder Halbsätze und einzelne Wörter oder Wortanfänge hingeschrieben werden, die korrigiert, wieder getilgt oder neu formuliert werden.

Erste Szene: Im Kindergarten

Zu Beginn des Stücks platzieren sich die Zuschauer_innen mit Kissen in der Mitte der Bühne. Die Schauspielerinnen treten an der Seite der Bühne hinzu und erklären, dass sich alle in einem Kindergarten befinden und gleich Mittagsschlaf halten werden. Dazu soll das Publikum sich hinlegen. Diese Anweisungen werden von den Schauspielerinnen abwechselnd gebärdet und in Lautsprache mitgeteilt. Übertitel werden hier nicht eingesetzt. Die Szene bleibt zweisprachig.

Zweite Szene: Gutenachtgeschichte

Sobald sich alle hingelegt haben, wird das Licht ausgeblendet. An eine sich über dem Publikum herabsenkende waagerechte Leinwand wird eine Gutenachtgeschichte aus Text und Bild projiziert. Die Projektion wird per Handbeamer von einer Schauspielerin ausgelöst, die sich unter die Zuschauer_innen gemischt hat und mit ihnen auf der Bühne liegt. Die Projektion in dieser Szene wird durch keinerlei Lautsprache begleitet. Sie richtet sich ans Publikum. Da das Publikum aber auf der Bühne als Figurengruppe agiert, kann nicht mehr ohne weiteres zwischen einem äußeren und inneren Kommunikationssystem unterschieden werden.

Dritte Szene: Julis Kommentar zur Gutenachtgeschichte

Die Schauspielerinnen lösen die Leinwand am vorderen Teil der Bühne von der Decke, so dass diese senkrecht von herabhängt und nun im hinteren Teil der Bühne als Projektionsfläche dient. Als die Projektion auf der an dem neuen Ort platzierten Leinwand beginnt, richtet sich das Publikum auf seinen Sitzkissen neu aus. Die Projektionsfläche hat nun die Anmutung einer Kinoleinwand. Die Übertitel werden Schwarz auf Weiß projiziert, wie auf einer Buchseite, auch wenn die Typographie uneinheitlich ist (Tafelteil 5). Die Assoziation an eine Buchseite wird auch dadurch verstärkt, dass die Inquitformel *sagt Juli* Verwendung findet. Durch diese intermedialen Anspielungen wird in Erinnerung gerufen, dass es sich bei dem Theaterstück um eine Adaption eines (übersetzten) Romans handelt. Am Ende der Szene verlässt das Publikum den Bühnenraum und nimmt am Rand der Bühne Platz. Die Schauspielerinnen und Übertitelerinnen stellen sich auf und gebärden ihre Namen, die parallel oder auch kurz nach der Gebärde als Übertitel an die Wand projiziert werden, jeweils auf Höhe der Köpfe. Die Übertitel sind nun in Blau gehalten, die Leinwand ist dunkel. Der weitere Text wird von zwei Schauspielerinnen gebärdet, während die dritte die Geschichte in deutscher Lautsprache vorträgt und hinter ihr die Übertitel eine weitere Übersetzung anbieten. Die Translationsreihenfolge DGS-DLS-DSS variiert, Lautsprache und Gebärdensprache werden im Wechsel von verschiedenen Schauspielerinnen verwendet. Teilweise werden die Übertitel aber auch selbständig eingeblendet, ohne redundante Wiederaufnahme in DGS oder DLS. Dies entspricht dem Konzept, dass die Figur Juli, ebenso wie die anderen Figuren, von den drei Schauspielerinnen im Wechsel oder auch mal bloß vom Übertitel verkörpert wird.

Der Übertitel verwendet unterschiedliche Schrifttypen. Schlüsselwörter werden häufig in Großbuchstaben geschrieben, auch Icons werden verwendet, wie zum Beispiel ein Herz für »mögen«.

Vierte Szene: Julis Tagebuch

Die Schauspielerinnen lümmeln sich auf Kissen vor der Leinwand, während das Licht wieder verlischt. Sie richten sich ein, Julis Tagebuch in der Bibliothek zu lesen. Der Text wird live eingetippt. Währenddessen postiert sich eine Schauspielerin neben der Leinwand. Sie mimt einen dicken Mann, den Bibliothekswärter, und geht auf der Bühne auf und ab, während eine andere Schauspielerin sich unter Kissen vergraben lässt. Die Zuschauer_innen verfolgen währenddessen das Geschehen auf der Leinwand. Übertitel werden eingeblendet: Es handelt sich um Julis Tagebucheintrag, der gerade entsteht. Die Wörter werden rasch live getippt, falsche Schreibweisen werden in Kauf genommen und live korrigiert, wodurch der Eindruck entsteht, dass Juli sich vertippt hat oder eine Formulierung verbessern möchte. Die Schreibfehler und Neuformulierungen sind hier jedoch inszeniert und sollen komische Effekte beim Publikum erzielen, etwa, wenn Juli sich selbst zensiert und z. B. eine spontan gewählte emotional gefärbte Bezeichnung für eine Person durch eine andere, neutralere ersetzt.

Fünfte Szene: Julis angebliches Schummeln

Zwei Schauspielerinnen postieren sich in der Rolle der Lehrerin von Juli neben der Leinwand und beschuldigen die Hochbegabte geschummelt zu haben. Die Beschuldigungen werden lautsprachlich und mit Übertiteln dargestellt, wobei beschuldigende und beschuldigte Figur ständig wechseln. Die Übertitel wiederholen am Ende nur noch *Du* im Rhythmus der Zeigegesten der Schauspielerinnen, sodass sich die Leinwand allmählich mit *Du*'s füllt, die sich um den ursprünglichen stehen gelassenen Satz *Du hast geschummelt* gruppieren, größer werden und gegenseitig überlagern. Abschließend stellen die drei Schauspielerinnen pantomimisch mit synchronen Gesten die wutschnaubende strenge Lehrerin dar und rufen wie aus einem Mund immer wieder »Ich hab' nicht geschummelt. Du hast geschummelt.«, Äußerungen, die auch als Übertitel eingeblendet werden. Dabei beschuldigt jede abwechselnd eine andere mit Zeigegesten, geschummelt zu haben.

Wie eingefroren verharren die Schauspielerinnen in ihrer Zeigegeste, die auch als Gebärde gedeutet werden kann, während bei einem Lichtwechsel hinter ihnen der Übertitel fortlaufend immer mehr Text Weiß auf Schwarz an die Leinwand projiziert: die Einwände der Lehrerin. Der Text wird absichtlich viel zu schnell und in Überfülle eingeblendet, was deutlich macht, dass Juli sich der Angriffe der Lehrerin nicht erwehren kann. Am Ende wird nur noch das Wort *geschummelt* wiederholt und nach und nach durch immer mehr Tippfehler bis zur Unkenntlichkeit entstellt. Die Szene wird mit der Einblendung einer übergroßen gerunzelten Stirn beschlossen.

Sechste Szene: Julis Tagebuch

Die Schauspielerinnen nehmen daraufhin Platz vor der Leinwand und lesen den nächsten Tagebucheintrag von Juli mit, der wieder Schwarz auf Weiß erscheint (Tafelteil 6).

Siebte Szene: Gegenseitige Ausgrenzungen

Es folgt eine Neuanordnung des Publikums im Raum. Die Aufforderung sich umzusetzen und die genaue Vorgehensweise dabei wird per Übertitel eingeblendet: Er besteht aus den Worten *Bitte setzt euch in eure Gruppen* und einer Grafik: dem Grundriss der Bühne, der mit weiteren Zeichen markiert ist.

Der Übertitel adressiert also direkt das Publikum. Einige Zuschauer_innen werden von einer Schauspielerin mit Gesten und Gebärden aufgefordert, ihr hinter die Leinwand zu folgen, auf der die Übertitel projiziert sind. Somit entziehen sie sich dem Blick des restlichen Publikums. Die Leinwand wird dadurch zum Requisit, zur Trennwand im Bühnenraum, hinter der das restliche Publikum nicht mehr sehen, sondern ggf. nur noch hören kann, was geschieht. Offenbar erhalten die Zuschauer_innen eine Erfrischung. Man hört, wie Flaschen mit kohlensäurehaltigen Getränken geöffnet werden, wie angestoßen wird. Die Vermutung wird bestätigt, als der verschwundene Teil des Publikums wieder hinter der Leinwand auftaucht und mit einer Flasche in der Hand an seinen Platz zurückkehrt. Problematisch an dieser Szene ist, das sich für den gehörlosen Teil des Publikums nicht einmal erahnen lässt, was hinter der Bühne geschieht. Ein Teil des Publikums wird privilegiert, weitere Teile auf unterschiedliche Weise ausgegrenzt. Dieses Ausgrenzungsspiel wird gleich darauf von den Schauspielerinnen pantomimisch fortgesetzt: Im Wechsel führt eine Figur vor, was sie Außergewöhnliches kann oder über welche besonderen Merkmale sie verfügt und mit einer anderen Figur teilt, während eine dritte Figur, die diese Merkmale nicht vorweisen kann oder die vorgeführten Fähigkeiten nicht besitzt, ausgegrenzt wird. Dieses Spiel geht mehrmals reihum. Die Szene ist rein pantomimisch.

Diese durch Konkurrenzverhalten erfolgende Suche nach Freundinnen wird in der folgenden Szene verbal aufgegriffen. Während die Schauspielerinnen wieder auf Kissen lümmeln, wird Julis nächster Tagebucheintrag live eingetippt.

Achte Szene: Tagebucheintrag: Julis Chaos im Kopf

Juli beendet ihren Eintrag mit den Worten *In meinem Kopf war Chaos*, woraufhin Bilder von Popstars eingeblendet werden, die allmählich die gesamte Leinwand füllen. Die Schauspielerinnen stülpen sich einen Karton über und stellen sich so hin, dass der projizierte Kopf eines Stars als der ihre erscheint. Was diese Figuren in der Phantasie von Juli miteinander machen, wird sowohl szenisch dargestellt als auch über die Übertitel eingeblendet, bis sich rote Farbe wie Blut über die Leinwand ergießt, nachdem eine Figur die andere erstochen hat.

Neunte Szene: Zuschreibungen durch Publikumsvotum

In der folgenden Szene trennt eine durchsichtige Wand einen Teil der Zuschauer_innen von der Bühne ab. Weitere Gruppen erhalten unterschiedliche Briefe, die sie lesen und innerhalb ihrer Gruppe zirkulieren lassen sollen. Währenddessen wird wieder der Grundriss der Bühne eingeblendet, auf dem verzeichnet ist, wo welche Gruppe Platz nehmen soll. Nach einem Lichtwechsel treten die Schauspielerinnen wieder auf. Teils gebärden sie, teils verwenden sie Lautsprache. Zur Übersetzung werden Übertitel eingeblendet. Das Publikum wird darum gebeten zu mutmaßen, was Juli gern mag und gern tut. Es kann durch Abstimmung aus etwa einem Dutzend Alternativen auswählen, die nach und nach eingeblendet werden. Die Auswahl erfolgt zunächst live, am Ende übernimmt die Übertitelerin jedoch die Entscheidung und gibt dem Publikum zu spüren, dass der Übertitel sich nicht mehr nach dem Votum richtet, sondern eigene willkürliche Zuschreibungen vornimmt. Während die Zuschreibungen eingeblendet werden, steht abwechselnd eine der Schauspielerinnen so vor der Leinwand, dass ein eingeblendeter roter Pfeil direkt über ihrem Kopf erscheint und auf sie zeigt. Die anderen helfen währenddessen bei der Auswertung der Publikumsabstimmung. Bei jeder weiteren Zuschreibung senkt sich der Pfeil unmerklich auf die dort stehende Figur herab, so dass diese im wahren Wortsinn allmählich in die Knie geht und von dem Pfeil zu Boden gedrückt zu werden scheint. Am Ende stehen alle drei Schauspielerinnen unter dem Pfeil. Die Zuschreibungen werden immer absurder und ausgrenzender und in aggressiv wirkenden, teils riesigen Lettern mit roter Farbe quer über die Leinwand projiziert (Tafelteil 7).

Zehnte Szene: Julis Tagebucheintrag

Juli nimmt im nächsten Tagebucheintrag, der wieder live getippt wird, Bezug auf die eben erfahrenen Zuschreibungen und weist sie von sich. Im selben Zug fordert sie das Publikum auf, sie wirklich kennenzulernen und sich dazu an ihren Lieblingsort, die Bücherei zu begeben.

Elfte Szene: Mit Juli in der Bibliothek

Diese Aufforderung an das Publikum wird mit Übertiteln, Gebärden und Lautsprache der drei Schauspieler_innen wiederholt. Sie bitten es, wieder auf der Bühne Platz zu nehmen, die nun die Bibliothek darstellt. Neben der bereits vorhandenen Leinwand und der transparenten Wand wird eine dritte Wand aus Kartons aufgebaut, aus der einzelne Kartons herausgeschoben werden, die wie Zettelkästen anmuten. Mithilfe des Publikums wird abschließend eine vierte Wand aus Tüll um die Zuschauer_innen herum zugezogen, während die Schauspielerinnen den Wächter spielen, der von außen um den Bühnenraum/die Bibliothek geht. Sie positionieren sich am Ende seitlich der Bühne und wiederholen die Gebärden aus der dritten Szene, diese Mal gänzlich ohne Übersetzung.

3.5.4 Zwischenfazit

Bei der Analyse der einzelnen Szenen des zweiten Stücks kann man sehen, dass es hinsichtlich einzelner Funktionen und Parameter der Übertitelung Ähnlichkeiten mit dem ersten Stück gibt. Die Palette der verwendeten Parameter ist bei dieser Produktion reduziert, was mit dem Konzept des Stücks zusammenhängt. Zugleich gibt es aber auch wichtige Neuerungen gegenüber der ersten Produktion. Dazu gehört etwa das Experimentieren mit Live-Übertiteln, um Einblicke in die Gedankenwelt der Hauptfigur zu geben und deren Zensurmechanismen beizuwohnen. Des Weiteren wird dank eines Handbeamers auch die Decke als Projektionsfläche genutzt, um den wechselnden Positionen des Publikums im Raum Rechnung zu tragen. Schließlich gibt es in einer Semi-Live-Situation auch eine Teilinteraktion der Übertitel mit dem Publikum, das auf die Wahl der Zuschreibungen in den Übertiteln Einfluss nehmen kann (Szene 9). Es darf natürlich nur aus vorgegebenen Alternativen wählen. Am Ende verselbständigt sich der Übertitel und trifft selbst seine Auswahl unter den möglichen Zuschreibungen, ohne das Votum des Publikums weiter zu beachten. Aufgrund des partizipatorischen Charakters der Aufführung lässt sich hier nicht zwischen einem inneren und äußeren Kommunikationssystem unterscheiden. Die Übertitel richten sich in der Regel ans Publikum, das jedoch immer wieder ins Geschehen einbezogen wird. Nur in der erwähnten neunten Szene findet eine scheinbare Umkehrung statt, denn die Übertitel werden quasi vom Publikum gesendet und adressieren die Figur Juli. Besonders in dieser Szene ist der Einsatz von Schriftstil, -type, -größe und -farbe auffällig. Die aggressive Wirkung der Aussagen wird durch ihr Layout noch verstärkt. Hinzu kommt der Einsatz von weiteren grafischen Elementen wie einem roten Pfeil, der die Funktion der verbalen Zuschreibungen noch einmal ikonisch verkörpert, indem er sich auf Juli richtet und sich bedrohlich immer weiter zu ihr hinabsenkt.

In den meisten anderen Szenen wird mit typographischen Mitteln eher sparsam umgegangen. Ein weiterer auffälliger Unterschied zu der vorangegangenen Produktion ergibt sich aus dem Konzept der Theatergruppe BwieZack, keine feste Rollenverteilung der Schauspielerinnen vorzunehmen. Jede Schauspielerin schlüpft im Laufe des Stücks in die Rolle von Juli oder einer der von ihr erwähnten anderen Figuren. Entsprechend wird bei der Übertitelung die Möglichkeit die Figuren über Farben zu labeln nicht genutzt. Nur zu Beginn des Stücks werden die Mitwirkenden namentlich auch per Übertitel vorgestellt, ohne Farblabels. Hingegen wird ein gut wiedererkennbares Layout der Übertitel verwendet, wenn Juli Tagebuch schreibt (Szene 4, 6, 8, 10): Die Leinwand wird Weiß, die Schrift Schwarz, der Bühnenraum verdunkelt sich. Die Übertitel werden live getippt, was beim Publikum einen Spannungseffekt erzeugt. Die beim Tippen entstehenden Fehler werden bewusst eingesetzt, um komische Effekte zu erzielen. Nur auf den ersten Blick handelt es sich bei den Übertiteln in der zweiten Szene um einen weiteren Tagebucheintrag. Zwar wird auch hier in einem dunklen Bühnenraum schwarze Schrift auf weißem Hintergrund eingeblendet. Die Einblendungen werden jedoch nicht live verfasst. Für einzelne Wörter wird eine auffällige Typografie verwendet, um den Inhalt zu verdeutlichen. Dass es sich nicht um einen Tagebucheintrag von Juli handelt, sondern offenbar um einen intermedialen Bezug auf die Romanvorlage des Stücks, verrät die am Ende eingeblendete Inquitformel »sagt Juli«.

Die achte Szene unterscheidet sich ebenfalls von den anderen Tagebucheinträgen. Hier werden, wie auch schon in zweiten Szene, Bild- und Textprojektionen verwoben. Die Dreidimensionalität des Bühnenraums wird in dieser Szene wie bei der Vorgängerproduktion genutzt. Allerdings besteht die Projektion dieses Mal nicht aus einem Wörterpuzzle, sondern stellt eine Art Bildcollage dar, aus der die Schauspielerinnen das Porträt bekannter Persönlichkeiten oder Figuren auswählen und durch das Überstülpen eines Kartons ihren eigenen Kopf unsichtbar werden lassen, während auf dem hellen Hintergrund der projizierte Kopf erscheint. Die Projektion kombiniert Bilder und verbal-schriftliche Einblendungen, die Julis Tagebucheinträgen entsprechen. Der Einsatz einer Hintergrundfarbe, die sich plötzlich von oben nach unten über die Leinwand zu ergießen scheint, ist ein weiteres Beispiel für eine requisitenartige Verwendung der Projektion, hier als starke Stilisierung des in dieser Szene angerichteten Blutbads. Tagebucheintrag und szenische Umsetzung dessen, was Juli dem Tagebuch und damit dem Publikum anvertraut, vermischen sich in dieser Szene.

Mit einem Wechsel der Übersetzungsrichtungen wird in *von außen zu nah* eigentlich nicht gespielt, auch wenn die Reihenfolge der Informationen, die über DGS, DLS und DSS vergeben werden, teilweise variiert. So findet man Szenen, die rein pantomimisch gehalten sind (siebte Szene), also auf gar kein verbales System zurückgreifen, und andere, die ein-, zwei- oder dreisprachig sind, wobei sich die Schauspielerinnen aufteilen in jene, die DGS verwenden, und jene, die von DLS Gebrauch machen. Der Übertitel DSS kann hinzutreten oder weggelassen werden (Ende der elften Szene). Wie wir gesehen haben, steht er aber nicht überwiegend in einem translatorischen Verhältnis zur DGS oder DLS, sondern tritt häufig eigenständig auf, als bloße Verkörperung von Julis Gedankenwelt oder als abstrakte Entität, die Zuschreibungen vornimmt.

4 Die Rezeptionsstudien zum Theaterstück

Abstract: Chapter 4 presents the results of the reception study carried out in the context of the project's stage productions. The questionnaire-based study focused on topics such as general acceptance of theatre performances, and more specifically of surtitling and sign language interpretation on stage, as well as on readability and legibility of surtitles.

Im Kontext der Barrierefreien Kommunikation übersetzerisch tätig sein, heißt auch, dass Übersetzer_innen auf eine enge Rückkoppelung mit dem Zielpublikum angewiesen sind. Denn der oder die jeweilige Übersetzer_in verfügt nicht über dieselbe Sinneswahrnehmung wie das Zielpublikum und teilt somit weder dessen allgemeinen Erfahrungshorizont oder auch dessen spezifische Lebenswelt, noch dessen diverse Rezeptionsweise von Werken. Ein profundes Wissen über die Zielgruppe, ihre Heterogenität und ihre Bedürfnisse, Erfahrung mit der intralingual-intersemiotischen Übersetzung, aber vor allem der regelmäßige Austausch oder auch die Zusammenarbeit mit Vertreter_innen der Zielgruppe sind wichtige Gelingensvoraussetzungen bei der Erstellung einer zielgruppenadäquaten Übersetzung. Die Rückversicherung, ob die Übersetzung verständlich ist, kann durch die direkte Einbindung von kompetenten Zielgruppenvertreter_innen in den Arbeitsprozess erfolgen, oder aber indirekt und mit prospektiver Wirkung dank empirischer Forschung, aus der sich ein regelgeleitetes Handeln für den oder die Übersetzer_in ableiten lässt.

Eine Einbindung von Hörenden, Gehörlosen und Schwerhörigen hat, wie schon erwähnt, bei der Konzeption bzw. den Probenarbeiten zu beiden Stücken stattgefunden. Im Hinblick auf den Hörstatus war das Zielpublikum ebenso heterogen wie im Hinblick auf die Altersgruppe. Primär haben sich die Stücke zwar an Kinder gerichtet, doch werden diese, insbesondere, wenn sie im Alter von 8–12 Jahren sind, häufig noch von Erwachsenen begleitet. Daher lässt sich schwerlich von einem homogenen, klar umrissenen Zielpublikum sprechen. Eine Einbindung des Zielpublikums in die übersetzerische Produktion der Übertitel hat daher nicht stattgefunden, da diese Kompetenz bei Kindern dieses Alters noch nicht genügend ausgebildet ist. Gehörlose Erwachsene hätten hingegen zu Rate gezogen werden können, dies war im Rahmen des Seminars jedoch nicht umsetzbar.[45]

---

45 Im Folgeprojekt, das 2017/18 in Kooperation mit dem Jungen Theater Hannover und der Regisseurin Wera Mahne durchgeführt wird, werden gehörlose Schauspieler_innen auf der Bühne zu sehen sein. Außerdem werden Gebärdensprachdolmetscher_innen

Für die beiden Kindertheaterproduktionen wurden daher Rezeptionsstudien durchgeführt. Sie waren von dem Forschungsinteresse geleitet, den Bereich der Theatertranslation unter besonderer Beachtung der Zielgruppe gehörlose, schwerhörige und hörende Personen empirisch zu untersuchen. Innerhalb der *Deaf Studies*, der Psychologie und z. T. auch innerhalb der Übersetzungswissenschaften gibt es zwar empirische Studien darüber, wie gehörlose und schwerhörige Personen Untertitel in Film oder Fernsehen wahrnehmen und verarbeiten,[46] im Bereich der Theatertranslation sind solche Studien unseres Wissens jedoch nicht vorhanden. Das mag auch der Tatsache geschuldet sein, dass die Diskussion um Barrierefreiheit am Theater im deutschsprachigen Raum noch relativ neu ist und der Zugang zum Theater nicht nur durch kommunikative Barrieren, sondern ebenso durch Barrieren anderer Art erschwert wird. Ugarte Chacón (2015: 38) verweist auf die auch im Theater anzutreffenden Machtstrukturen, da es sich um ein hörend geprägtes Umfeld handelt. Unterschiede in der Rezeption hängen also nicht nur von individuellen Vorlieben und der Sinneswahrnehmung ab, sondern sind immer auch kulturell geprägt und können daher nicht einfach durch eine Verdolmetschung oder Übertitelung aufgelöst werden (vgl. ebd.).

Ein anderer Beweggrund für die Durchführung der Studie lag in der vergleichsweise neuen Herangehensweise an Theaterproduktionen und der Frage, wie die Integration verschiedener Übersetzungsformen, allen voran die zentrale Stellung des Übertitels, vom Publikum aufgenommen wird. Das Projekt ging von der Annahme aus, dass die Schriftsprache als verbindendes Element sowohl für schwerhörige als auch für gehörlose Personen zugänglich war, was weder Induktionsschleifen noch Gebärdensprachdolmetschen leisten können. Wie bereits in Kap. 1 dargelegt, ist es aber unerlässlich, Aspekte wie Spracherwerb, Lesekompetenz und den kulturellen Hintergrund der jeweiligen Teilzielgruppe zu berücksichtigen. So kann es durchaus sein, dass Gebärdensprachdolmetschen bei Gehörlosen der Übertitelung vorgezogen wird, da eine individuelle Präferenz für die eigene Muttersprache vorliegt oder das Lesen von Übertiteln als zu anstrengend empfunden wird. Eine dritte Motivation für die Studie, neben dem forschungsgeleiteten und dem praxisorientieren Interesse, war der Wunsch, die

---

den Probenprozess teilweise begleiten. Aufgrund dieser veränderten Probensituation ist es denkbar, dass seitens der gehörlosen Schauspieler_innen ein frühes Feedback zu den Übertiteln gegeben wird.

46 Vgl. hierzu zum Beispiel Studien aus den *Deaf Studies* bzw. der Psychologie von Burnham et al. (2008), Cambra et al. (2010), Jensema (1998, 2000), Krejtz et al. (2016). Innerhalb der Übersetzungswissenschaft sind vor allem Neves (2010, 2009, 2005) und Zárate (2014, 2010) zu nennen.

Zielgruppe in ihrer Heterogenität zu Wort kommen zu lassen. In einem inklusiven Kontext ist es unerlässlich, dass sowohl die Theaterschaffenden als auch die Forscher_innen sich die eigene Perspektive als hörend geprägte vergegenwärtigen und entsprechend die verschiedenen Sichtweisen auf das Theaterprojekt bzw. die konkreten Aufführungen reflektieren.

Ziel der Studie war, wie gesagt, die Akzeptanz dieser Theaterform und der Übertitel beim Publikum zu überprüfen. Nach der Verständlichkeit der Übertitel wurde ebenfalls gefragt, das tatsächliche Verstehen konnte und sollte aber nicht Teil der Untersuchung werden. Hier haben wir uns mit der Selbstauskunft des Publikums begnügt, was für den eigentlichen Zweck der Studie – die Frage nach der Akzeptanz dieser neuen Theaterform – auch ausreichend erscheint. So sollte in erster Linie überprüft werden, ob es Vorbehalte gegen Übertitel gibt, etwa, weil sich das Publikum durch sie gestört fühlt oder Gebärdensprache bevorzugt.

Die Studie wurde mittels eines Fragebogens durchgeführt, der direkt im Anschluss an jede Aufführung ausgeteilt und vom Publikum noch im Foyer- oder Bühnenraum des Theaters ausgefüllt wurde. Das Ausfüllen dauerte etwa zehn Minuten. In einem Fall musste eine Schulklasse von ca. 20 Kindern aus Zeitgründen den Fragebogen mit in die Schule nehmen und ihn dort ausfüllen.

4.1 Aufbau des Fragebogens

Der Fragebogen ist in drei Abschnitte gegliedert: 1. Persönliche Informationen, 2. Theater und Übertitelung, 3. Fragen zur Aufführung von *Club der Dickköpfe und Besserwisser* bzw. von *von außen zu nah*.

Im ersten Teil wird nach persönlichen Informationen wie dem Alter, dem Hörvermögen sowie nach Kenntnissen der Deutschen Gebärdensprache gefragt. Diese Informationen sind insofern relevant, als sie als Faktoren gelten können, die die Rezeption und das Verständnis des Stücks beeinflussen. Neben einem eher studentischen, hörenden Publikum, das häufig das Theaterhaus Hildesheim besucht und daher vermutlich vertraut ist mit verschiedenen Formen von Theater, waren auch Klassen aus dem Landesbildungszentrum für Hörgeschädigte Hildesheim mit schwerhörigen und gehörlosen Schüler_innen anwesend, die möglicherweise über weniger Theatererfahrung verfügen, dafür jedoch als eine der Hauptzielgruppen für barrierefreie Angebote wie Unter- und Übertitel bzw. Gebärdensprachdolmetschen in verschiedenen Kulturbereichen angesehen werden können. Die im ersten Teil des Fragebogens gesammelten Informationen sollen einen ersten Überblick über die Zusammensetzung des Publikums gewähren und die Auswertung der beiden darauffolgenden Teile bestimmen.

Der zweite Teil soll einen Überblick darüber verschaffen, wie vertraut das Publikum mit Theater allgemein und darüber hinaus mit Über- oder Untertiteln ist. So wird u. a. nach der Häufigkeit der Nutzung von Unter- und Übertitelungen in Medienformaten wie TV, DVD, Oper, Theater oder Kino bzw. von Theaterbesuchen gefragt. Eine Hypothese war, dass dies die Einschätzung der Inszenierungen beeinflusst. Eine weitere Frage lautet daher, ob häufigere Theaterbesuche gewünscht werden und wenn ja, an welche Bedingungen dies geknüpft ist. Ziel war es zu erfahren, ob die Bereitstellung von Translationsangeboten wie Übertitelung und/oder Gebärdensprachdolmetschen Anreize für häufigere Theaterbesuche bieten können. Des Weiteren wird eine kurze Einschätzung von Übertiteln am Theater erbeten – ob diese stören oder nicht, hilfreich sind oder ob möglicherweise Aufführungen ohne Übertitel bevorzugt werden.

Der dritte Teil des Fragebogens widmet sich der kurz zuvor gesehenen Aufführung. Die befragten Personen haben die Möglichkeit, sich dazu zu äußern, ob ihnen das Stück gefallen hat, und können dies bei Bedarf auch begründen. Sie können außerdem Szenen nennen, die ihnen besonders positiv oder negativ aufgefallen sind und dies ebenfalls begründen. Schließlich wird gefragt, ob die Übertitelung zum besseren Verständnis des Theaterstücks beigetragen hat. Die Lesbarkeit (auch im Sinne von Leserlichkeit)[47] der Übertitel wird ebenfalls thematisiert. Die befragten Personen haben die Möglichkeit anzugeben, ob die Übertitel für sie gut lesbar waren und wenn nicht, woran das im Einzelnen lag. Als mögliche Gründe für eine eingeschränkte Lesbarkeit können folgende Faktoren benannt werden: zu viele Übertitel (was zu Überforderung und Unlust beim Lesen führen könnte), zu kurze Standzeit der Übertitel (so, dass dem Leser nicht die Möglichkeit gegeben ist, alles zu lesen), ein ungeeigneter Hintergrund für die Projektion oder eine zu kleine Schriftgröße (was die Lesbarkeit an sich beeinträchtigt). Weitere Gründe können in einem Freitextfeld formuliert werden. Ein wichtiger Aspekt bei der Über- bzw. Untertitelung für gehörlose und schwerhörige Personen ist, dass das Publikum die Übertitel den Sprecher_innen richtig zuordnen kann. Wie schon erwähnt, werden im Stück *Club der Dickköpfe und Besserwisser* die Sprecher_innen durch Farben gekennzeichnet: Maries Übertitel waren in Blau gehalten, Sarahs in Gelb, und Kristins in Pink. Entsprechend wird gefragt, ob die Übertitel den Personen leicht zugeordnet werden konnten. Auch hier haben wir uns mit der Selbstauskunft der Zuschauer_innen begnügt und die Aussagen nicht

---

47 Die Leserlichkeit wird durch äußere Textmerkmale wie Schriftart- oder –größe sowie Zeilenlängen etc. beeinflusst, während sich Lesbarkeit auf die inhaltliche Dimension der Mitteilung bezieht (vgl. Göpferich 2002: 108ff).

durch Verständnisfragen überprüft. Zwei Freitextfragen sollen des Weiteren die Möglichkeit bieten, sich zum Stück und zur Übertitelung allgemein zu äußern. So können ggf. durch die Fragen nicht abgedeckte Kritikpunkte mitgeteilt werden.

Der Fragebogen wurde mit der Software *QuestorPro* erstellt und ausgewertet. Die Auswertungsdateien liegen den Autorinnen vor und werden im Folgenden zusammengefasst.

4.2 Klub Kirschrot: *Club der Dickköpfe und Besserwisser*

Es gab zwei Wellen für die Studie zum Stück von Klub Kirschrot: Die erste Welle wurde im Anschluss an die ersten vier Aufführungen am 20. und 21. Februar 2015 durchgeführt, die zweite Welle nach der Wiederaufnahme des Stücks am 23. und 24. Juni 2015. Es fanden sieben Aufführungen statt. Insgesamt haben 96 Erwachsene und 104 Kinder an der Studie zur Inszenierung von *Club der Dickköpfe und Besserwisser* teilgenommen. Von den Kindern waren 65 % hörend, 10 % gehörlos und 23 % schwerhörig. 12,5 % der Kinder hatten DGS als Muttersprache und 23 % beherrschten sie gut oder besaßen zumindest Grundkenntnisse. Die Kinder waren zwischen 10 und 17 Jahre alt. Bei den Erwachsenen waren 91 Personen, d. h. 95 %, hörend. Lediglich drei Personen gaben an, gehörlos zu sein, zwei Personen waren schwerhörig.

Abb. 9: Hörstatus des Publikums

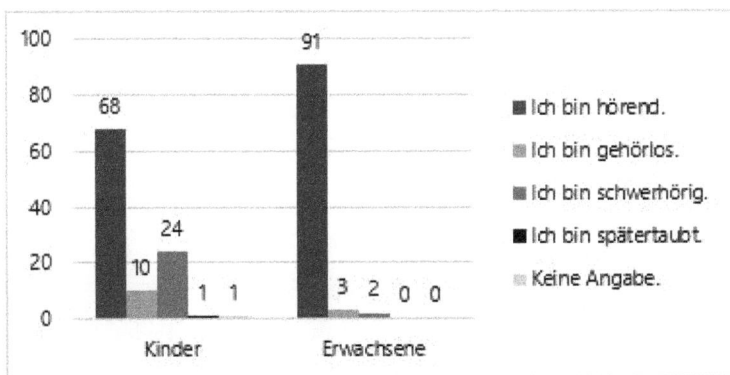

Dies schlug sich auch in den Sprachkenntnissen nieder: Sechs Personen (ca. 6 %) gaben an, DGS als Muttersprache zu beherrschen, 23 von ihnen hatten Grund- bzw. gute Kenntnisse (24 %) und 66 Personen (69 %) verfügten über keine Gebärdensprachkenntnisse.

Abb. 10: Kannst du/Beherrschen Sie die Deutsche Gebärdensprache?

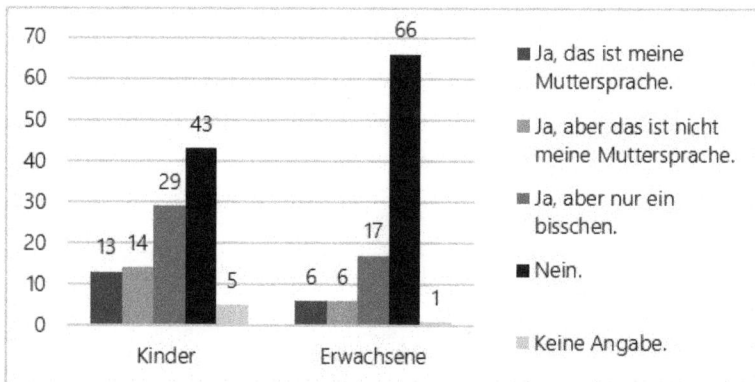

Ungefähr 59 % waren zudem unter 30 Jahre alt – wie eingangs erwähnt, ist das Publikum vom Theaterhaus Hildesheim meist ein studentisches, was auch bei der Inszenierung *Club der Dickköpfe und Besserwisser* der Fall war, v. a. bei den Abendvorstellungen. 16 Personen (17 %) waren zwischen 31 und 40, jeweils zehn Personen zwischen 41 und 50 und zwischen 51 und 60 (jeweils ca. 10 %), weitere 2 % über 60 Jahre alt.

4.2.1 Ergebnisse Kinder

Da es sich bei dem Stück um eine Inszenierung handelt, die sich vor allem an Kinder richtet, werden im Folgenden die Ergebnisse der Studie separat betrachtet. Insgesamt haben sich 104 Kinder an der Umfrage beteiligt.

Theaternutzung und Übertitel

Ein Großteil der Kinder gab an, weniger als fünf Mal im Jahr bzw. nie ins Theater zu gehen. 36 % der Kinder würden gern häufiger ins Theater gehen, 50 Kinder enthielten sich bei dieser Frage.

Ein Viertel der Kinder nannte als Bedingung für häufigere Theaterbesuche die Übertitelung von Aufführungen, nur sieben äußerten den Wunsch nach mehr Gebärdensprachdolmetschen auf der Bühne. Letzteres mag auch dem Umstand geschuldet sein, dass die Zahl der DGS-Muttersprachler_innen relativ gering (13 %) war.

Die vierte Antwortmöglichkeit war mit einem Freitextfeld verbunden, in welches individuelle Gründe eingetragen werden konnten. Dort rückte als Bedingung für häufigere Theaterbesuche von den Kindern u. a. der Unterhaltungsfaktor in den Vordergrund:

Ich würde häufiger ins Theater gehen, wenn...
Etwas lustiges Aufgeführt wird
Es einen guten Eindruck macht und nicht langweilig ist
Die Theater so witzig sind wie dieses
mehr kommt was lustig und spannend ist

Die Rückmeldungen zu den Übertiteln selbst fielen größtenteils positiv aus. 12 % der Kinder gaben jedoch an, sich von Übertiteln gestört zu fühlen, 11 % mochten lieber keine Übertitel haben. 32 % hingegen nannten Übertitel hilfreich, und 33 % fühlten sich von ihnen nicht gestört:

Abb. 11: Was trifft eher auf dich zu?

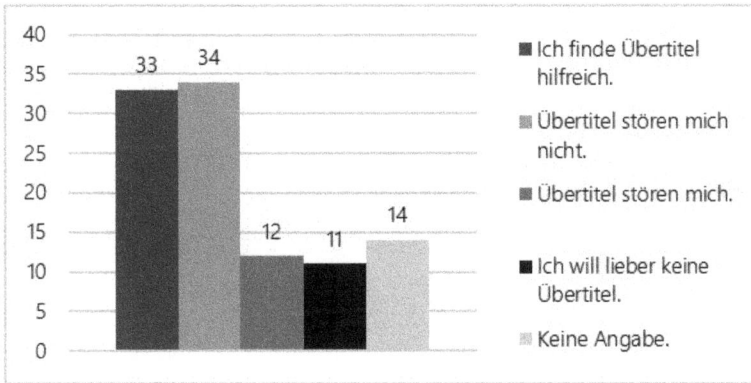

32 % der Kinder gab an, gar keine Unter- oder Übertitel zu nutzen. Über zwei Drittel der Kinder hatte hingegen bereits Erfahrungen mit Unter- oder Übertiteln im Fernsehen oder auf DVD, vereinzelt auch im Kino oder im Theater. Als Gründe für die Nutzung von Unter- oder Übertiteln wurde von einigen Kindern angegeben, dass sie diese brauchten um Filme oder Fernsehen – oder im konkreten Fall das Theaterstück – zu verstehen. Die Freitextantworten lauteten etwa:

Ich finde Übertitel hilfreich...
Weil das für mich sehr hilfreich ist damit konnte ich es besser verstehen.
Das ist für mich sehr wichtig
Weil ich die Gebärdensprache nicht kann
Man weiß was ungefähr passiert

Eine andere Meinung zu Über- oder Untertiteln war jedoch auch, dass diese »nervig« seien und dadurch das (Film-)Bild nicht komplett gesehen werden kann. Eine weitere kritische Rückmeldung lautete:

> *Ich will lieber keine Übertitel…*
> weil man sich lieber auf das richtige Stück konzentrieren möchte. Trotzdem finde ich es gut das man Rücksicht auf Gehörlose genommen hat.

An diesen Aussagen wird deutlich, dass die Übertitel hier als klassischer Paratext verstanden wurden und die konzeptionelle Verwobenheit der Zeichensysteme in der Inszenierung nicht von allen Personen im Publikum erkannt wurde. Grundsätzlich überwogen jedoch positive Meinungen, auch von Personen, die sonst nicht auf Unter- oder Übertitel angewiesen sind.

Das Stück Club der Dickköpfe und Besserwisser

Das allgemeine Feedback zum Stück selbst war recht positiv: 56 Kinder, d. h. ca. 54 %, gefiel das Stück »gut«, 29 % befanden es als »mittel«. Dazu wurde ebenfalls eine Freitextfrage gestellt, bei der die Kinder Gründe für ihre Einschätzung angeben konnten. Die häufigste Antwort war, dass das Stück lustig war und Spaß gemacht hatte. Weitere positive Rückmeldungen bezogen sich auf konkrete Szenen oder die Originalität des Konzepts:

> Ich fand es sehr interessant
> weil man draus lernen kann
> weil das anders war als sonst aber auch nicht schlecht
> Weil das sehr lustig war mit den Froot Loops und mit den Flummis

Neben sehr positivem Feedback, gab es auch kritischere Rückmeldungen. Bezogen auf die Über- und Untertitelung selbst wurde deren Umfang bzw. die zu hohe Lesegeschwindigkeit kritisiert:

> weil es alles so schnell ging und nicht immer alles kapiert. hab
> weil, man immer hin und her kuken muss. Es ist ein bisschen zu schnell!
> Weil ich danach bischen Kopfweh hatte wegen den Wörtern.
> Es waren ein bisschen zu viele Übertitel. […]

Ein weiterer Kritikpunkt, der vor allem in der zweiten Welle der Befragung deutlich wurde, war die Lautstärke, die in manchen Szenen zu hoch war. Andere Kinder bemängelten auch, dass zu wenig gesprochen bzw. zu viel gebärdet wurde, was zum einen dazu führte, dass das Stück nicht so gut verstanden wurde, zum anderen, dass Unmut oder Langeweile entstanden:

> Es wurde nicht so viel gesprochen und man hat den Sinn nicht verstanden.
> weil es unverständlich war und sie sehr wenig gesprochen haben

die Gebärdensprache war ein bisschen nervig
Weil da Gebärdensprache war das war blöd

Durch die Konzeption des Stückes bzw. die integrale Einbindung des Übertitels war davon auszugehen, dass die Frage, ob das Stück durch den Übertitel besser verstanden wurde, einstimmig mit »Ja« beantwortet werden würde. Dies war jedoch nicht der Fall: Neben 38 Enthaltungen gaben 49 Kinder (47 %) an, das Stück besser verstanden zu haben, 16 Kinder (15 %) beantworteten die Frage jedoch mit »Nein«.

Dieses Ergebnis lässt sich möglicherweise auch auf die Lesbarkeit der Übertitel zurückführen, die ein Viertel der Kinder nur als »mittel« einschätzte. 56 % der Kinder befand die Lesbarkeit als gut. Als Grund für eine eingeschränkte Lesbarkeit gab die Mehrzahl der Teilnehmer_innen u. a. an, dass der Hintergrund der Übertitel nicht geeignet war und diese somit nur schlecht zu sehen waren. Dies war ein tatsächliches Problem im Entwicklungsprozess des Stücks: Die eigens für die projizierten Videos erstellten Untertitel wurden bei der Umwandlung in ein für die Bühne kompatibles Format ohne schwarze Kontur übertragen, so dass die weißen Untertitel immer dann kaum zu sehen waren, wenn im Hintergrund auch eine helle Farbe vorherrschte. Ein weiterer Grund, der die Lesbarkeit erschwerte, war der Umfang der Über- und Untertitelung: 16 % der Personen bemängelten, dass zu viele Übertitel eingeblendet wurden.

Abb. 12: Warum konntest du die Übertitel nicht gut lesen?

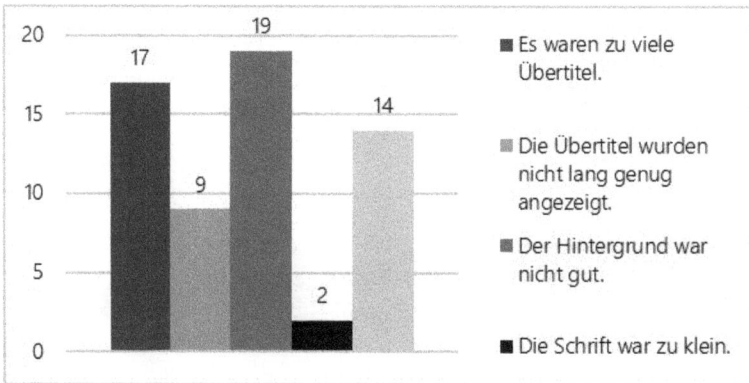

Andere Faktoren, die den Übertitel nicht gut lesbar machten, war nach Aussage der Kinder u. a., dass er »zu wackelig« (einige Übertitel wurden im Raum bewegt) oder auch die Schrift zu groß war. Weitere Gründe, die von jeweils einem

Kind angegeben wurden, waren, dass der Übertitel auf den Boden projiziert wurde oder die Schrift manchmal nicht gut lesbar war.

Die Zuordnung des Übertitels zu den jeweils sprechenden Figuren stellte in den meisten Fällen offenbar kein Problem dar. Fast die Hälfte der Kinder gab an, den Übertitel immer der richtigen Person zuordnen zu können, etwa einem Drittel gelang dies nach eigener Aussage »meistens«.

Die Freitextfragen am Ende des Fragebogens boten noch einmal die Möglichkeit, sich frei zum Stück oder zur Übertitelung zu äußern. Hier liegen uns nur wenige Antworten vor. In den meisten Fällen fiel das Gesamturteil zum Theaterstück positiv aus.

> Ich fande das Stück klasse. Mach weiter so
> Die Schauspielerinnen waren toll
> Ja es war sehr, sehr, sehr witzig
> Es ist eine coole Idee gewesen!:) Von mir einen daumen hoch

Neben vereinzelten kritischen Stimmen hinsichtlich der Lesbarkeit oder des Umfangs wurden auch die Übertitel überwiegend positiv bewertet:

> Ich finde sie sind sehr gut gemacht. (Ist ja bestimmt auch schwer):)
> Habt ihr gut gemacht:)
> das war sehr hilfreich

4.2.2 Ergebnisse Erwachsene

Wie unter 4.2 bereits angedeutet, ist das erwachsene Publikum, das sich an der Studie beteiligt hat, weitaus homogener, sowohl hinsichtlich des Hörstatus (mehrheitlich hörend) als auch hinsichtlich des Alters (mehr als die Hälfte war jünger als 30 Jahre). Insgesamt haben sich 96 Erwachsene an der Studie beteiligt.

Theaternutzung und Übertitel

Es kann angenommen werden, dass es sich um ein studentisches und theateraffines erwachsenes Publikum handelte. Dies schlägt sich in der Frage nach der Häufigkeit der Theaterbesuche nieder, die knapp zwei Drittel der Befragten »mehr als fünf Mal im Jahr« beantworteten. Nur 2 % der Teilnehmer_innen beantwortete diese Frage mit »nie«.

Über drei Viertel der Befragten fügte hinzu, gern häufiger ins Theater gehen zu wollen, nur wenige unter ihnen (14 %) jedoch, wenn es mehr übertitelte Aufführungen gäbe. Auch der Wunsch nach einer Verdolmetschung in DGS wurde nur vereinzelt geäußert.

»Wenn ich mehr Zeit hätte« war eine häufig genannte Bedingung für häufigere Theaterbesuche. Fast alle befragten Personen hatten darüber hinaus Erfahrungen mit Unter- oder Übertiteln. Den meisten waren diese von DVDs oder aus dem Fernsehen bekannt, knapp die Hälfte der Befragten kannten sie aber auch aus Theater und Oper.

Die Mehrheit sprach sich dafür aus, dass Übertitel am Theater hilfreich seien oder zumindest nicht negativ auffielen. Nur drei Personen empfanden die Übertitel als störend, drei weitere Personen bevorzugen Aufführungen ohne Übertitel.

Das Stück Club der Dickköpfe und Besserwisser

Ähnlich wie die befragten Kinder gaben die Erwachsenen an, dass ihnen die gesehene Aufführung (überwiegend) gefallen hat. Nur eine Person kreuzte »überwiegend nein« als Antwort auf die Frage an, ob ihr die Übertitelung gefallen hat. Häufig wurden die Vielfältigkeit, der kreative Einsatz und der spielerische Umgang mit der Übertitelung gelobt:

> Es war unheimlich witzig, Schrift zu lesen und damit Ausdruck von Sprache anders zu erleben.

> Es war eine interessante Unterstützung und, da es sehr gut ins Spiel eingebaut war, ein interessantes Stilmittel

> Konsequent übertitelt, (meistens) gutes Timing, immer gut lesbar, kreativer Umgang: ÜT nicht als »Problem« sondern als Möglichkeit

Drei Viertel aller Befragten fand, dass die Übertitelung darüber hinaus zum besseren Verständnis des Stücks beigetragen hatte, was sich auch in verschiedenen Freitextkommentaren zeigte:

> Endlich kann ich alles mitbekommen
> Barrierefrei! Super!

Auch hinsichtlich der Lesbarkeit waren die Rückmeldungen positiv, so gab ca. ein Viertel der Befragten an, die Übertitel immer gut lesen zu können, 67 % beurteilten die Lesbarkeit als überwiegend gut. Als Gründe hierfür wurden zwar auch die zu große Menge und zu kurze Standzeit der Untertitel angegeben, dies sind jedoch lediglich vereinzelte Angaben. Über die Hälfte der Befragten empfand den Hintergrund jedoch als ungeeignet, was in den bereits erwähnten technischen Schwierigkeiten begründet lag. Die Befragten hatten außerdem die Möglichkeit sich über bestimmte Szenen zu äußern, die ihnen besonders gut oder weniger gut gefielen. Hier zeigte sich eine Präferenz für die achte Szene (vgl. Kap. 3.5.1): Die Nutzung der Übertitel als Bühnenbild und die Hervorhebung einzelner

Wörter durch bunte Kartons werden von vielen Befragten gelobt. Eine kritische Stimme gab es zur neunten Szene: Quizspiel:

> Weniger gut: Die Fragen und Antworten am Ende. Die wirkten für mich zu aufgesetzt. Die Erwartungen einiger Schüler waren auch, dass Jugendliche das Stück spielen bzw. sie die Fragen stellen dürfen.

Die Einbindung von Schüler_innen fand für diese Inszenierung im Stückentwicklungsprozess statt, weniger aber auf der Bühne. Dort waren zwar auch Kinder zu sehen, allerdings videografiert. Wie eine stärkere Einbindung des Zielpublikums stattfinden kann, bleibt somit eine wichtige Frage, die es in zukünftigen Projekten weiter zu reflektieren gilt.

Die Rückmeldungen zum Theaterstück selbst fielen ebenfalls sehr positiv aus. Die Leistung der Schauspielerinnen und die Lichteffekte wurden ebenso gelobt wie die Aufbereitung der Inhalte und die Lebendigkeit des Stückes. Mehrere der Befragten wunderten sich über bzw. bemängelten das Fehlen einer Übersetzung in der zehnten Szene, in der lediglich in Deutscher Gebärdensprache kommuniziert wurde:

> Den hörenden Nichtgebärdensprachnutzern fehlte evtl. eine Übersetzung der DGS-Sequenz.

> Ich habe mich gewundert, was in der vorletzten Szene gesagt wurde – warum wurden dort Übertitel für Leute, die die Gebärdensprache nicht beherrschen, weggelassen

> Was hat der junge Mann zum Schluss gebärdet?

Die Ergebnisse der Fragebögen für Kinder hat bereits gezeigt, dass bestimmte Szenen nicht gut verstanden wurden, an einigen Stellen wurde auch bemängelt, dass das Stück keine stringente Geschichte im Sinne einer klassischen narrativen Struktur hatte. Dies wurde auch von den Erwachsenen aufgegriffen, allerdings aus pädagogischer Perspektive:

> den Schülern hat es gefallen. Message nicht ganz klar

> Eine Einführung von max. 15 Min. wäre hilfreich. Da könnte man etwas über Inhalt und Form sagen, um den Zugang zum Stück zu erleichtern. Ich hatte gerade das Thema »Theater« im Deutschunterricht. Ohne das wäre vieles (z. B. Übertreibung von Rolle und Charakteren) unverstanden geblieben.

Aus Lehrer_innenperspektive wurde ebenfalls angemerkt, dass übertitelte Stücke nicht nur für Schüler_innen mit »Förderbedarf Hören« hilfreich wären, sondern auch für Kinder und Jugendliche »mit Beeinträchtigung im Bereich Lernen und Geistige Entwicklung«.

Abschließend lässt sich sagen, dass sich viele der Befragten »mehr von solchen Stücken« wünschten:

bitte öfter solche Zusammenarbeiten. [...]
Es wäre toll, wenn es jede Theateraufführung stets Übertitelung gibt
DANKE! Bitte weitermachen! :)

4.2.3 Zwischenfazit und methodische Grenzen der Studie

Die Ergebnisse der ersten Rezeptionsstudie zur Inszenierung *Club der Dickköpfe und Besserwisser* fielen insgesamt positiv aus. Die Inszenierung wurde sehr gut aufgenommen und für ihre Kreativität und Witzigkeit gelobt, musste sich aber auch einigen Kritikpunkten stellen. Diese bezogen sich zum einen auf die Inszenierung im Ganzen, die zum Teil als nicht verständlich genug oder als zu laut kritisiert wurde. Zum anderen stand auch die Übertitelung im Fokus der Kritiken. Hier kam im Wesentlichen der Faktor Lesbarkeit zum Tragen, die zum Teil aus technischen Gründen nicht zufriedenstellend gegeben war, zum Teil aber durch längere Standzeiten oder kleineren Übertitelumfang noch hätte optimiert werden können. Grundsätzlich ließ sich eine größere Bereitschaft zum Lesen bei den Erwachsenen feststellen, die den Übertitel als ästhetisches Element umstandslos annahmen. Bei den befragten Kindern konnte diese Bereitschaft nicht immer beobachtet werden, obwohl auch hier überwiegend positives Feedback gegeben wurde. Die Lesekompetenzen scheinen also eine große Rolle bei der Rezeption von Übertiteln zu spielen. Ein weiterer Faktor, der das Urteil möglicherweise beeinflusst hat, ist die Erfahrung mit Theater selbst. Während die meisten Erwachsenen theateraffine Studierende waren, ließ sich feststellen, dass Theater nicht unbedingt der unmittelbaren Lebens- und Erfahrungswelt vieler der befragten Kinder entspricht und daher ein Fehlen von Theaterbesuchen im Alltag nicht als Manko empfunden wurde. Die starke Enthaltung bei der Frage, ob die befragten Kinder gern häufiger ins Theater gehen würden, lässt sich möglicherweise damit begründen, dass die Theatererfahrung selbst noch zu neu war. Interessant war in diesem Zusammenhang auch die Stimme einer Lehrkraft, die sich mehr Zugang zum Stück im Sinne einer kurzen Einführung für ihre Schüler_innen gewünscht hätte. Zugang sollte also nicht nur kommunikativ durch den Einsatz verschiedener Translationsprozesse gewährleistet, sondern kann auch inhaltlich hergestellt werden. Eine Reflexion nicht nur über die kommunikativen Voraussetzungen, sondern auch über die Lebenswelt des Publikums und ihrer Erfahrung mit Theater ist daher für Theaterschaffende von großer Bedeutung. Wie wir im ersten Teil der Studie gesehen haben, geht nur ein Bruchteil der teilnehmenden Kinder häufiger ins Theater. Für weitere inklusive Kindertheaterproduktionen wäre gemeinsam mit der Theatergruppe zu überlegen, wie eine solche Einführung ins Stück für hörende, schwerhörige und gehörlose Kinder gestaltet werden könnte.

Der Wunsch nach mehr übertitelten Theaterstücken, der von vielen Kindern geäußert wurde, kann natürlich als positives Feedback auf das gesehene Stück gewertet werden. Dieses positive Ergebnis bestärkt uns in der Annahme, dass Übertitel am Theater ein hilfreiches Mittel zur Herstellung von Barrierefreiheit sein können, muss jedoch im konkreten Befragungskontext gesehen werden: Die Kinder wurden zumeist über die Schule auf das Stück aufmerksam und waren gemeinsam mit den Lehrkräften als Schulklasse da. Es ist nicht auszuschließen, dass das Ausfüllen der Fragebögen an Prüfungssituationen oder Schularbeit erinnert, was wiederum die Ergebnisse womöglich beeinflusst. Außerdem waren alle am Theaterstück beteiligten Personen nach den Aufführungen im Foyer anwesend, so dass der Einflussfaktor soziale Erwünschtheit bei der Beurteilung der Übertitel nicht ganz von der Hand gewiesen werden kann.

Eine methodische Schwierigkeit bei Befragungen zu Theaterstücken ist der grundsätzlich ephemere Charakter einer Aufführung. Letztlich haben wir es nie mit demselben Untersuchungsmaterial zu tun, was auch in künftigen Studien unbedingt berücksichtigt werden muss. Eine besondere Schwierigkeit ergab sich bspw. beim zweiten Durchlauf der Studie bei der Wiederaufnahme des Stücks. Einige Szenen wurden etwas abgeändert und in der sechsten Szene: *seinen Willen durchsetzen* schreit eine der Schauspielerinnen lauter als in der ersten Aufführungsphase. Die negativen Rückmeldungen zum Stück hinsichtlich der Lautstärke beziehen sich daher aller Wahrscheinlichkeit nach auf die Wiederaufnahme.

4.3 BwieZack: *von außen zu nah*

Die Inszenierung *von außen zu nah* wurde im Juni 2016 insgesamt fünf Mal im Theaterhaus Hildesheim aufgeführt.

Die Fragebögen, die identisch mit denen zum Stück *Club der Dickköpfe und Besserwisser* waren, lagen im Anschluss an jede Aufführung im Bühnenraum aus, wo auch die Nachbereitung stattfand. Sie konnten selbstständig ausgefüllt werden. Aus diesem Grund wurde hier keine Unterscheidung zwischen Erwachsenen und Kindern vorgenommen. Insgesamt haben sich 70 Personen an der Befragung beteiligt.

4.3.1 Ergebnisse

Ein Großteil des Publikums war hörend, wie im folgenden Diagramm zu erkennen ist:

Abb. 13: Hörstatus des Publikums

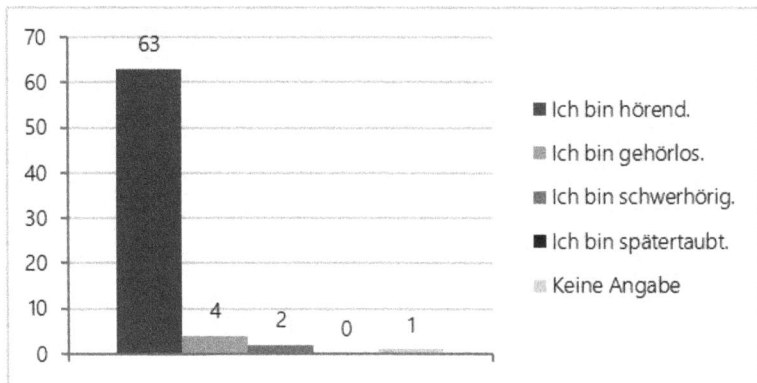

Dies schlägt sich auch in den Angaben zur Kenntnis der Deutschen Gebärdensprache nieder. Zwar gaben immerhin 17 % der Personen an, Grundkenntnisse der Sprache zu haben, ein Großteil hat jedoch keine Gebärdensprachkenntnisse. Muttersprachliche Kenntnisse haben 11 % der Befragten.

Abb. 14: Kannst du/Beherrschen Sie die Deutsche Gebärdensprache?

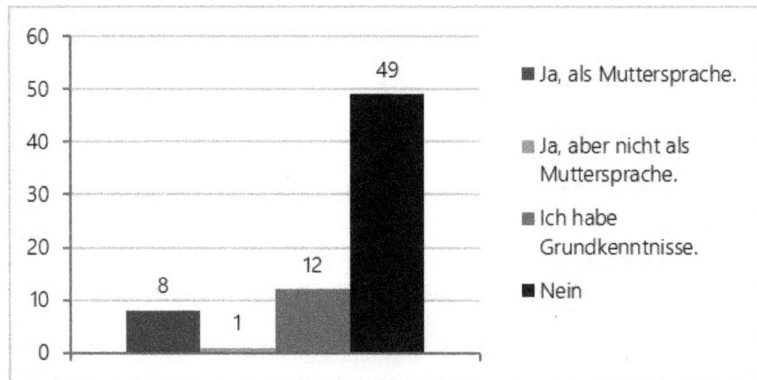

Ähnlich wie beim *Club der Dickköpfe und Besserwisser* war das Publikum größtenteils sehr jung: Auch *von außen zu nah* richtete sich schließlich vornehmlich an Kinder und Jugendliche. Ca. 71 % der Befragten waren jünger als 30, nur etwa 14 % waren 41 Jahre oder älter. Alle Befragten waren jünger als 61 Jahre.

Theaternutzung und Übertitel

Ähnlich wie bei der ersten Studie war das Publikum zu großen Teilen theateraffin. Die Mehrheit, ca. 67 %, besucht mehr als fünf Mal im Jahr Theaterstücke, nur ca. 1,5 % der Befragten geht sonst nie ins Theater. Ungefähr 8,5 % der Befragten gab an, noch nie Unter- oder Übertitel genutzt zu haben, alle anderen hatten Erfahrung mit dieser Übersetzungsform, mehrheitlich über DVD (83 %) und Fernsehen (70 %), jedoch auch zu nicht unerheblichen Teilen über das Kino (56 %), die Oper (46 %) und das Theater (51 %). Die Meinung zu Theaterübertiteln war vorwiegend positiv bis indifferent, wie im folgenden Diagramm veranschaulicht wird:

Abb. 15: Übertitel am Theater: Welche Aussage trifft am ehesten zu?

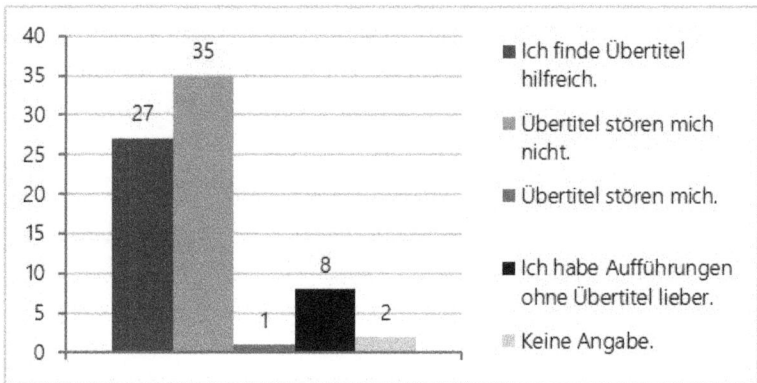

Fast die Hälfte der Befragten fühlte sich von Übertiteln nicht gestört, ca. 38,5 % fand sie hilfreich. Immerhin 11 % bevorzugten jedoch Aufführungen ohne Übertitel. Was den Wunsch nach häufigeren Theaterbesuchen angeht, so gaben sich 14 % zufrieden und wünschten keine weiteren Theaterbesuche, 67 % würden gern häufiger ins Theater gehen. Nur vereinzelt wünschten sich die befragten Personen mehr übertitelte oder verdolmetschte Aufführungen, in den meisten Fällen wurde diese Frage unbeantwortet gelassen.

Circa 42 % der Befragten machten jedoch mehr Zeit oder finanzielle Mittel zur Bedingung, um öfter ins Theater gehen zu können. Da Mehrfachnennungen möglich waren, nannten einzelne Befragte auch mehrere Gründe wie »Ich würde öfter ins Theater gehen, wenn die Aufführungen übertitelt wären« und als weitere Motive »Zeit«, »Geld« und »Angebote«. Eine Person gab an, dass sie häufiger ins Theater ginge, wenn »die Schauspieler selber Gebärdensprache benutzen« würden.

Das Stück von außen zu nah

Auch das Stück der Gruppe BwieZack wurde überwiegend positiv aufgenommen: 83 % der Befragten gab an, dass ihnen das Stück gefallen hat. In einer Freitextfrage konnten Gründe für die Beurteilung angegeben werden. Vierzehn Personen loben vor allem den kreativen, spontanen und spielerischen Ansatz, mit dem die Übertitel in das Stück integriert wurden. Vor allem die Live-Situation, in der die Übertitel eingetippt wurden, fand mehrfach positive Erwähnung. Die Integration der Übertitel als ästhetischen Teil des Stücks und nicht nur als Paratext kam bei den Befragten sehr gut an. Sechs Befragte (8,5 %) begründeten ihre Bewertung damit, dass der Übertitel zu einem besseren Verständnis beigetragen habe. Drei Befragte (4 %) erklärten, dass ihnen die Verschränkung verschiedener Kommunikationsformen (DGS, Lautsprache und Übertitel) gefallen habe. Weitere Standpunkte zu den Übertiteln waren, dass diese eine »Auseinandersetzung mit vielen verschiedenen großen Themen« wie Ausgrenzung, Stereotypen, Inklusion, Gruppenprozessen und Diskriminierung befördern konnten oder durch ihren performativen Charakter Spannung erzeugt wurde. Unter den Szenen, die den Befragten am besten gefallen hatten, nannten 23 % der Personen die achte Szene, in der Bilder auf Kartons projiziert wurden. Die Befragten lobten dabei den beeindruckenden Effekt, der durch die simplen Materialien erzielt werden konnte. Auch die elfte und letzte Szene in der Bibliothek wurde positiv erwähnt.

Die Mehrheit der Befragten (87 %) gab an, das Stück durch die Übertitel besser verstanden zu haben. Vier Personen beantworteten die Frage mit »Nein«, alle waren hörend und ohne DGS-Kenntnisse bzw. mit Grundkenntnissen. Fünf Personen enthielten sich.

83 % der Befragten bewerteten den Übertitel als gut lesbar, 13 % als überwiegend gut lesbar. Gründe, die vereinzelt für eine eingeschränkte Lesbarkeit angegeben wurden, waren unter anderem der Hintergrund (4 %) sowie die zu kleine Schriftgröße (3 %). Unter »Andere Gründe«, die von 7 % der Befragten gewählte Option, wurde vor allem die Sichtbarkeit der Projektionen kritisiert, die je nach Sitzplatz eingeschränkt war:

Die eigene Position war ungünstig
Ich saß zu nah dran
Kein direkter Blick auf Projektion
Wenn die andere Leute größer als ich sind, kann ich nicht lesen.

Ebenfalls die Mehrheit der Befragten gab ab, den Übertitel den Sprecher_innen gut (67 %) bzw. überwiegend gut (24 %) zuordnen zu können.

Eine der wenigen negativen Aussagen über die Übertitel bezieht sich vor allem auf eine Szene. So sei der Tonfall bisweilen etwas zu hart gewesen. Zur Erläuterung: In der neunten Szene wurde als Zuschreibung u. a. *sie frisst Katzen* oder *sie tötet Katzenbabys* (Tafelteil 7) projiziert.

Abschließend gab es wie in der ersten Phase mit Klub Kirschrot noch die Möglichkeit, die gesehene Aufführung zu kommentieren. Während etwa die Hälfte der Befragten nicht auf diese Frage eingegangen ist, haben 29 Personen das Stück sehr gelungen gefunden und die innovativen Ideen der Inszenierung, das Spiel mit der Sprache, den Einbezug der Gebärdensprache, die kreative Nutzung von Raum und Requisiten, die Atmosphäre sowie die Themenwahl gelobt. Drei Befragte hätten sich über mehr Ausführlichkeit gefreut und gern mehr über die einzelnen Figuren erfahren.

Auch zur Übertitelung konnten sich die Befragten am Ende des Fragebogens noch einmal äußern. Hier ist die Zahl derer, die die Frage unbeantwortet gelassen hat, allerdings sehr hoch. Von den übrigen Befragten äußern sich sechs Personen sehr positiv über die Übertitelung. So wurde die Live-Übertitelung gelobt und als hochwertig bezeichnet. Die ÜT seien »nicht so steif« gewesen, da sie manchmal direkt mitgeschrieben wurden, und trotz weniger Mittel sei die Aufführung gelungen gewesen.

Zwei Befragte äußerten negative Kritik: Eine Person schrieb, sie hätte gern erst herausgefunden, ob sie die Gebärde verstehe, bevor der Übertitel den Inhalt vorwegnehme. Eine weitere Person fand die Übertitel nicht unbedingt nötig, da alle Zuschauer_innen das Stück entweder durch Gebärden- oder Lautsprache erleben konnten.

Viele Befragte bedankten sich auf den Bögen und ermutigten zu weiteren Inszenierungen derselben Art.

4.3.2 Zwischenfazit

Zusammenfassend lässt sich festhalten, dass die Inszenierung *von außen zu nah* von BwieZack sehr positiv aufgenommen wurde. Die Übertitelung wurde lediglich vereinzelt kritisiert, mit großer Mehrheit jedoch für gut befunden. Gerade die Thematik des Stückes, (vermeintliches) Anderssein, Ausgrenzung und der Einsatz von Übertiteln, DGS und DLS auf der Bühne wurden als sehr anschaulich empfunden.

Dass zum Teil die Sichtbarkeit der Übertitel als eingeschränkt empfunden wurde, mag der Tatsache geschuldet sein, dass sich das Publikum während der Aufführung im Bühnenraum bewegt hat bzw. Handprojektoren verwendet wurden. Entsprechend musste auch die Projektionsfläche verändert werden. Da der zur

Verfügung stehende Raum recht klein war, konnte es relativ schnell passieren, dass die Sicht auf die Übertitel versperrt wurde. Eine ungehinderte Sicht auf den Übertitel sollte jedoch zu jeder Zeit gewährleistet sein und muss bei partizipativen Inszenierungen, in denen sich das Publikum bewegt und gelegentlich den Bühnenraum betritt, noch stärker Berücksichtigung finden.

Ein weiterer Aspekt, den es künftig stärker zu beachten gilt und der innerhalb der Translationswissenschaft bereits thematisiert wurde, ist die unterschiedliche Wirkung von gesprochener und geschriebener Sprache. So wird diskutiert, ob aggressives Vokabular in Untertiteln für Kino oder Fernsehen bisweilen etwas abgeschwächt werden sollte, da die Aussage in geschriebener Form von den Rezipient_innen als drastischer empfunden wird als in einer flüchtigen lautsprachlichen Äußerung (vgl. Ivarrson/Carroll 1998: 126f). Zwar findet diese Empfehlung mittlerweile bei TV-Untertitelungen nur noch selten Berücksichtigung. Die in unserer Umfrage geäußerte Kritik an aggressiven Übertiteln im Stück *von außen zu nah* legt jedoch nahe, dass dieser Aspekt in künftigen Projekten erneut auf den Prüfstand gelegt werden sollte – zumindest bei Kindertheaterstücken.

Mehr noch als bei Klub Kirschrot war das Publikum zu großen Teilen hörend und jung und theateraffin, bestens vertraut mit Unter- oder Übertiteln verschiedener Art. Dies schlägt sich v. a. bei der Betrachtung der Ergebnisse zu Lesbarkeit und Personenzuordnung nieder. Zudem muss beachtet werden, dass damit die Relevanz der Ergebnisse als eingeschränkt zu bewerten ist, da sie nur einen Teil des anvisierten Publikums widerspiegeln.

Bei den geplanten weiteren empirischen Studien wäre zu überlegen, welche Überarbeitungen des Fragebogens vorgenommen werden sollten. So stellte sich u. a. die Frage zu Lesbarkeit der Übertitel als verwirrend heraus, da einige Übertitel in den beiden vorgestellten Produktionen intentional so gestaltet waren, dass sie nicht gelesen werden konnten.

4.4 Diskussion: Über die Notwendigkeit von Richtlinien

Die Theaterübertitelung kennt, im Unterschied zur TV-(Gehörlosen)-Untertitelung bisher kaum Richtlinien. In der Praxis werden für Übertitel, wie in Kap. 2.1.1 erwähnt, 40 Zeichen pro Zeile und zwischen 2–5 Zeilen angesetzt. Aufgrund des Semi-Live-Charakters dieser Translationsform, bei der die Entscheidung, wie lange der vorgefertigte Übertitel während der Aufführung eingeblendet wird, den Übertiteler_innen und ihrem Rhythmusgefühl obliegt, ist es nicht möglich, feste Standzeiten einzuplanen. Bei der vielfach, und auch in unserem Projekt verwendeten (und zweckentfremdeten) Software PowerPoint ist es außerdem nicht möglich, die Zeichen-pro-Sekunde-Rate für die Übertitel als weiteren Parameter einzustellen. Bei speziell für die Übertitelung konzipierter Software hingegen ließe sich zumindest im Nachhinein feststellen, in welcher Geschwindigkeit einzelne Übertitel gefahren wurden und wie viel Lesezeit dem Publikum während einer bestimmten Aufführung zur Verfügung stand. Durch die Auswertung solcher Daten ließe sich für eine Aufführung quantifizieren, bei wie vielen Übertiteln die Einblenddauer nicht der durchschnittlichen Lesegeschwindigkeit des Publikums entspricht. Ein erster Entwurf für Richtlinien lässt sich auch aufgrund der durchgeführten Rezeptionsstudien sicher nicht erstellen, wohl aber ein Handlungsrahmen für weitere Projekte dieser Art definieren.

So sind die wichtigsten Voraussetzungen für das Gelingen einer Ko-Translation, die durch die Integration von Übertiteln in die Aufführung einen inklusiven Ansatz verfolgt, dass die Zusammenarbeit zwischen den Theaterschaffenden und den Übertiteler_innen gleich zu Beginn der Produktion erfolgt und die Art der Zusammenarbeit und ggf. deren Honorierung zu diesem Zeitpunkt bereits festgelegt sind. Zu Beginn der Zusammenarbeit ist es unerlässlich, dass beide Partner_innen sich die für Ihre Arbeit notwendigen Prozesse und Bedingungen gegenseitig vorstellen und Absprachen treffen, zu welchen Probenterminen sie gemeinsam arbeiten und wann die Übertiteler_innen die Zwischenergebnisse ihrer Arbeit präsentieren und zur Diskussion stellen.

Da das ästhetische Potenzial der Übertitel je nach Inszenierungsstil in sehr unterschiedlicher Weise genutzt wird, lässt sich die in der Übertitelungspraxis verbreitete Regel, 40 Zeichen pro Übertitelzeile anzusetzen, nicht durchhalten. Wie die Umfragen gezeigt haben, ist es jedoch wichtig, große Sorgfalt auf die Prüfung zu legen, ob die Lichtverhältnisse zum Lesen der Übertitel – aber auch der Gebärden – geeignet sind, ob die gewählten Projektionsflächen kontrastreich genug sind und von allen Plätzen im Theater eine freie Sicht auf die Übertitel gewährleistet ist. Da das Layout der Übertitel die jeweilige Aussage verstärken kann, sollte mit aggressiven Äußerungen insbesondere in einem Live-Kontext wie dem Theater bedächtig umgegangen werden. Die im Fernsehen meist nicht mehr befolgte Empfehlung, Beschimpfungen oder Flüche bei der Übersetzung mündlich realisierter Äußerungen in schriftliche Untertitel abzumildern, sollte von Fall zu Fall auf ihre Gültigkeit geprüft werden. Die Akzeptanz von Übertiteln durch das Publikum könnte ansonsten durch die naive Gleichsetzung von schriftlicher und mündlicher Aussage beeinträchtigt werden.

Um den inklusiven Ansatz des Konzepts zu erhalten und den Übertitel nicht als reines Instrument der einseitigen Accessibility einzusetzen, hat es sich bewährt, die beiden Übersetzungspaare, DGS-DSS und DLS-DSS, gleichermaßen zu verwenden und die Übersetzungsrichtungen zu variieren. Das Auftreten des

Übertitels als eigenständige Figur oder seine Verwendung als Requisit sollte sich aus dem Inhalt des jeweiligen Stücks ergeben. So kann die Thematisierung schriftlicher Medien Anlass sein, den Übertitel als entsprechendes Requisit einzusetzen. Er bietet darüber hinaus die Möglichkeit, körperlose Figuren oder Gedankenwelten in Szene zu setzen oder mit dem Publikum zu interagieren.

5 Fazit und Ausblick:
die Ausweitung der Spielzone

Abstract: Chapter 5 summarizes the findings of this book. It also provides an outlook on the future of the project, which will embrace new approaches in working with a pre-existing play, D/deaf actors on stage, and with a teenage target audience.

Das Projekt Inklusives Theater hat in den letzten zweieinhalb Jahren nicht nur zwei Inszenierungen für gehörlose, schwerhörige und hörende Kinder und Jugendliche (mit)hervorgebracht, sondern gleichermaßen eine Reihe translationsspezifischer Fragen aufgeworfen.

Es hat sich gezeigt, dass im Bereich der Theatertranslation die in den Translationswissenschaften üblichen Begriffe Ausgangs- und Zieltext neu gedacht und bestehende Bedeutungsspektren von Begriffen erweitert werden müssen.

Anstatt von interlingualer Translation sprechen wir von intersemiotischen Translationsprozessen, in denen nicht nur verbale, sondern auch para- und nonverbale Elemente Berücksichtigung finden. Dies gilt sowohl für die Übertitelung als auch für das Gebärdensprachdolmetschen, denn bei beiden Verfahren findet u. a. ein Transfer der akustisch vermittelten Elemente in visuell vermittelte Elemente statt. Es handelt sich also um die partielle Translation eines polysemiotischen AusgangsTEXTes. Anstatt jedoch additiv als translatorischer Paratext zu bestehenden Aufführungen hinzugefügt zu werden, sind die Translationsprodukte im Rahmen des Projekts Inklusives Theater integraler Bestandteil der Inszenierung, gehen also im ZielTEXT auf. Damit einher gehen Produktionsprozesse, die die Translation bereits frühzeitig einbinden, weshalb wir von Ko-Translation sprechen. Diese bietet die Grundlage dafür, Theatertranslation als ästhetisches Mittel einzusetzen oder gewohnte Translationsrichtungen bewusst in Frage zu stellen, außer Kraft zu setzen oder umzukehren.

Im Projekt Inklusives Theater wird dies seit 2015 in verschiedener Form praktisch umgesetzt. Im Unterschied zu barrierefreien Aufführungen, die durch eine additive Translation Zugang gewährleisten, letztlich aber hörend geprägte Strukturen, die sich am Theater finden, wenig herausfordern, wird das Projekt von der Idee getragen, Aufführungen zu schaffen, die sich gleichermaßen an alle Teile des Publikums richten.

Das Projekt ist an dieser Stelle noch nicht abgeschlossen. Die ersten beiden hier vorgestellten Produktionen haben spezifische Merkmale. Zum einen handelt es sich jeweils um Stücke, die sich an Kinder ab dem Alter von acht Jahren richten, zum anderen lagen beide Stücke zu Beginn der Zusammenarbeit, bzw.

Ko-Translation, nicht als Dramentext vor, sondern haben sich parallel zur Über-titelung entwickelt. Diese beiden Aspekte sind der Tatsache geschuldet, dass das kooperierende Theaterhaus Hildesheim zu einem großen Teil mit Freien Grup-pen arbeitet, die sich auf Kindertheater spezialisiert haben und zudem regelmä-ßig eigene Stücke konzipieren. Für das Projekt Inklusives Theater waren dies günstige Bedingungen, um das eigene Konzept zu erproben und sein Potenzial auszuloten. Im aktuellen Stadium des Projekts gibt es nun im Wesentlichen drei Entwicklungsperspektiven. So gilt es zum einen zu überprüfen, wie gut sich das Konzept auch für eine inklusive Inszenierung bestehender Dramentexte eignet. Die Fragen, die sich daran knüpfen, sind: Wie verändern sich die Probenprozesse und die Produktionsprozesse der Übertitel, wenn eine bereits existierende Text-vorlage aufgebrochen wird und ihre Inszenierung drei verbale Zeichensysteme integriert, nämlich DGS, DLS und DSS? Zum anderen bezog sich der inklusive Ansatz bislang nur auf die Rezeptionsseite des Stücks, indem es sich an ein he-terogenes Zielpublikum aus Gehörlosen, Schwerhörigen und Hörenden wendet. Nun sollen neben hörenden auch gehörlose Schauspieler_innen auf der Bühne stehen. Wie wirkt sich der Umstand, dass schon in den Proben Translationspro-zesse zur Kommunikation zwischen Regie, Übertiteler_innen und Schauspie-ler_innen notwendig werden, auf die Probenprozesse aus? Welchen Einfluss hat die Einbeziehung Gehörloser in den Probenprozess auf die Umsetzung des Kon-zepts? Ein drittes Fragenbündel betrifft das veränderte Zielpublikum: Wie auf-geschlossen ist ein jugendliches oder erwachsenes Publikum dieser Theaterform gegenüber? Fällt die Akzeptanz hier ähnlich aus wie bei den Kindern und deren Begleitpersonen, die zu den vorangegangenen Produktionen befragt wurden?

Diesen drei Fragenkomplexen soll bei der für die Spielzeit 2017/18 geplanten Kooperation mit dem Jungen Schauspiel Hannover und der Regisseurin Wera Mahne, die bereits mehrere zweisprachige Stücke für Hörende und Gehörlose inszeniert hat, nachgegangen werden. Bei dem geplanten Stück für Jugendliche ab 13 Jahren handelt es sich um Evan Placeys *Mädchen wie die* in der Übersetzung von Frank Weigand. Im Rahmen eines Dissertationsprojekts wird untersucht werden, wie sich die Probenprozesse und Übertitelungskonzepte aufgrund der bereits erwähnten besonderen Rahmenbedingungen verändern. Auch die Akzep-tanz dieser Theaterform durch ein voraussichtlich jugendliches Publikum soll im Anschluss an die Aufführungen durch eine empirische Studie überprüft werden.

Im Rahmen einer Masterarbeit ist darüber hinaus geplant, die Einsatzmög-lichkeiten von Datenbrillen bei der Gehörlosenübertitelung von Theaterstücken zu beleuchten. Diese Untersuchung ist zwar im klassischeren Bereich der Um-setzung von Barrierefreiheit angesiedelt und weniger im Bereich von Inklusion, wie sie hier verstanden wird. Allerdings besteht dank der Verwendung eines solchen digitalen Dispositivs in Kombination mit einer speziellen Übertitelungssoftware, deren Funktionen ggf. weiteren Bedürfnissen der Übertiteler_innen angepasst werden können, die Möglichkeit, weitere Forschungslücken zu schließen – insbesondere hinsichtlich der Frage, was angemessene Standzeiten von Übertiteln im Theater sind und durch welche Softwaretools Übertiteler_innen bei der Optimierung der Einblenddauer unterstützt werden können. Die Übertragbarkeit der Ergebnisse aus den geplanten Studien auf das Konzept Inklusives Theater wäre im Anschluss zu überprüfen. Aber auch Fragen nach der intersemiotischen Übersetzung von prosodischen Elementen, von Geräuschen und Musik und nach Mitteln, um die Figurenzuordnung zu erleichtern, kann in einem solchen Projekt nachgegangen werden. Nicht zuletzt ist für das Theater, wie auch für das Medium Film, noch nicht hinreichend geklärt, mit welchen Mitteln Emotionen und ungewöhnliche Sprechweisen in Übertiteln kenntlich gemacht werden können. Dass dieser Aspekt in den beiden hier analysierten Stücken keine oder eine nur untergeordnete Rolle gespielt hat, lag daran, dass die Emotionen der Schauspieler_innen in der Regel sehr deutlich zu erkennen waren. Dies war nicht zuletzt auf die geringe Größe des Bühnenraums zurückzuführen. Auf größeren Bühnen jedoch könnte sich bspw. das richtige Deuten von Emotionen bloß anhand des Gesichtsausdrucks als Herausforderung erweisen. Es ist durchaus anzunehmen, dass bei anderen Theaterformen und auf größeren Bühnen aufgrund fehlender Hinweise auf Emotionen, besondere prosodische Merkmale, Geräusche oder Musik in den Übertiteln die Deutung des Stücks für Gehörlose erschwert oder stark verändert wird.

Man sieht: Die Forschungsfragen, die sich an künftige Projekte knüpfen, sind vielfältig. Ein Teil davon wird in den kommenden Jahren sicherlich bearbeitet werden können. Wir hoffen natürlich, dass weitere interessante Kooperationen folgen und das Projekt Inklusives Theater schließlich auch im Erwachsenentheater und an größeren Bühnen Fuß fassen kann.

Literatur- und Quellenverzeichnis

Primärquellen

BwieZack (2016): *von außen zu nah*. Unveröffentlichter Videomitschnitt der Premiere am 02.06.2016, Theaterhaus Hildesheim.

Klub Kirschrot (2015): *Club der Dickköpfe und Besserwisser*. Unveröffentlichter Videomitschnitt der Premiere am 20.02.2015, Theaterhaus Hildesheim.

Video in Deutscher Gebärdensprache ohne Übersetzung mit Benedikt J. Sequeira Gerardo. »Ich will den Club (das Clubhaus hier) voller Bälle«. Auszug aus *Club der Dickköpfe und Besserwisser.* URL: https://vimeo.com/130236902 [letzter Zugriff: 18.09.2017].

Sekundärquellen

Allsop, Ric (1999): »Performance Writing«. Performing Arts Journal, 21/1: 76–80.

Allum, Tabitha (2014): »Jedes Wort zählt: Captioning im Theater«. In: Griesel, Yvonne (Hg.): *Welttheater verstehen*. Berlin: Alexander Verlag, 196–202.

Bartoll, Eduard (2014): »Accessibility im Theater«. In: Griesel, Yvonne (Hg.): *Welttheater verstehen*. Berlin: Alexander Verlag, 165–176.

Bausch, Pina (1982): *Nelken*. Opernhaus Wuppertal: 30. Dezember 1982 [Uraufführung].

Beecken, Anne/Keller, Jörg/Prillwitz, Siegmund/Zienert, Heiko (2007): »Einführung, Vorwort«. In: Beecken, Anne/Keller, Jörg/Prillwitz, Siegmund/Zienert, Heiko (Hg.): Grundkurs Deutsche Gebärdensprache Stufe I, Lehrbuch. Seedorf: Signum, 9–32. URL: http://www.signum-verlag.de/BTitel/pdf/3-927731-68-4.pdf [letzter Zugriff: 17.09.2017].

Benecke, Bernd (2014): *Audiodeskription als partielle Translation. Modell und Methode*. Münster: LIT.

Bentele, Katrin (2012): »Menschenrecht und Ethik – Überlegungen zur Inklusion von Menschen mit einer Hörschädigung«. In: Hintermair, Manfred (Hg.): *Inklusion und Hörschädigung. Diskurse über das Dazugehören und Ausgeschlossensein im Kontext besonderer Wahrnehmungsbedingungen*. Heidelberg: Median, 13–28.

Bloch, Natalie/Heimböckel, Dieter/Tropper, Elisabeth (2017) (Hg.): *Vorstellung Europa. Performing Europe. Interdisziplinäre Perspektiven auf Europa im Theater der Gegenwart*. Berlin: Theater der Zeit.

Blumenauer, Larissa (2016): *Live-Audiodeskription, Gebärdensprachdolmetschen und Übertitelung – Möglichkeiten und Chancen eines inklusiven Theatermanagements.* Masterarbeit. Hochschule für Musik und Tanz Köln. Zentrum für Internationales Kunstmanagement.

Boudreault, Patrick (2005): »Deaf interpreters«. In: Janzen, Terry (Hg.): *Topics in Signed Language Interpreting. Theory and practice.* Amsterdam/Philadelphia: John Benjamins, 323–356.

Boyes Braem, Penny (1990): *Einführung in die Gebärdensprache und ihre Erforschung.* Hamburg: Signum.

Brinker, Klaus (1992³): Linguistische Textanalyse. *Eine Einführung in Grundbegriffe und Methoden.* Berlin: Schmidt.

Brotzmann, Hans (2004): »Kommunikationshilfen ermöglichen Teilhabe«. In: Schlenker-Schulte, Christa (Hg.): *Barrierefreie Information und Kommunikation. Hören – Sehen – Verstehen in Arbeit und Alltag.* Villingen-Schwenningen: Neckar, 63–78.

Bundesministerium für Arbeit und Soziales BMAS (2011): *Übereinkommen der Vereinten Nationen über die Rechte von Menschen mit Behinderungen.* URL: http://www.bmas.de/SharedDocs/Downloads/DE/PDF Publikationen/a729 un konvention.pdf?__blob=publicationFile [letzter Zugriff: 11.09.2017].

Bundesministerium der Justiz und für Verbraucherschutz BMJV (2011): *Verordnung zur Schaffung barrierefreier Informationstechnik nach dem Behindertengleichstellungsgesetz (Barrierefreie-Informationstechnik-Verordnung – BITV 2.0).* URL: http://www.gesetze-im-internet.de/bitv_2_0/BJNR184300011.html [letzter Zugriff: 11.09.2017].

Burnham, W./Leigh, G.R./Noble, W./Jones, C./Tyler, M./Verley, A. (2008): »Parameters in Television Captioning for Deaf and Hard of Hearing People: Effects of Caption Rate versus Text Reduction on Comprehension«. In: *Journal of Deaf Studies and Deaf Education*, 13/3, 391–404.

Burton, Jonathan (2009): »The Art and Craft of Opera Surtitling«. In: Anderman, Gunilla/Díaz Cintas, Jorge (Hg.): *Audiovisual Translation: Language Transfer on Screen.* Basingstoke: Palgrave Macmillan, 58–69.

Cambra, C. et al. (2010): »How Deaf and Hearing Adolescents Comprehend a Televised Story«. In: *Deafness and Educational International*, 12, 34–51.

Drucker, Johanna (1998): »The Art of the Written Image«. In: Drucker, Johanna (Hg.): *Figuring the Word.* New York: Granary Books. URL: www.granary-books.com/books/drucker3/drucker3.4.html [letzter Zugriff: 18.09.2017].

Dupré la Tour, C. M.S. (1992): »Pour élargir la problématique de l'intertitre: intertitres et film«. In: *Les Cahiers du CIRCAV* 2, 25–45.

Eardley-Weaver, Sarah (2015): »Opera (Sur)titles for the Deaf and Hard-of-Hearing«. In: Díaz-Cintas, Jorge/Neves, Josélia (Hg.): *Audiovisual Translation. Taking Stock*. Cambridge: Cambridge Scholars Publishing, 261–276.

Ehrhardt, Jan (2014a): »Übertitel, Untertitel & Co. Sind Über- und Untertitelungen rechtlich geshen Bearbeitungen?« In: Griesel, Yvonne (Hg.) (2014): *Welttheater verstehen*. Berlin: Alexander Verlag, 222–225.

Ehrhardt, Jan (2014b): »Vertragsmuster für eine mögliche Vereinbarung«. In: Griesel, Yvonne (Hg.) (2014): *Welttheater verstehen*. Berlin: Alexander Verlag, 215–221.

Elliott, Eeva A. (2013): *Phonological Functions of Facial Movements: Evidence from deaf users of German Sign Language*. Dissertation. Freie Universität Berlin. Fachbereich Erziehungswissenschaft und Psychologie.

Fehrmann, Gisela (2010): »Sprache im gestischen Dispositiv. Medialitätsspezifische Aspekte von Gebärdensprachen«. In: Wulf, Christoph/Fischer-Lichte, Erika (Hg.): *Gesten*. München: Wilhelm Fink, 58–77.

Fischer-Lichte, Erika (2009⁵): *Semiotik des Theaters. Eine Einführung. Band 3, Die Aufführung als Text*. Tübingen: Narr.

Fischer-Lichte, Erika (1998⁴): *Semiotik des Theaters. Eine Einführung. Band 1, Das System der theatralischen Zeichen*. Tübingen: Narr.

Foerster, Anne (2010): »Towards a creative approach in subtitling: a case study«. In: Díaz Cintas, Jorge/Matamala, Anna/Neves, Josélia (Hg.): *Media for All 2. New Insights into Audiovisual Translation and Media Accessibility*. Amsterdam/New York: Rodopi, 81–98.

Gerlach, Manuela/Hillert, Gudrun (2014): »Zeichenkunst - Gebärdensprachdolmetschen für ein taubes Theaterpublikum«. In: Griesel, Yvonne (Hg.): *Welttheater verstehen*. Berlin: Alexander Verlag, 185–195.

Gerzymisch-Arbogast, Heidrun (2005): »Introducing Multidimensional Translation«. In: *MuTra 2005 - Challenges of Multidimensional Translation: Conference Proceedings*, 1–15. URL: http://www.euroconferences.info/proceedings/2005_Proceedings/2005_GerzymischArbogast_Heidrun.pdf [letzter Zugriff: 17.09.2017].

Göpferich, Susanne (2002): *Textproduktion im Zeitalter der Globalisierung: Entwicklung einer Didaktik des Wissenstransfers*. Studien zur Translation 15. Tübingen: Stauffenberg.

Gottlieb, Henrik (2003): »Parameters of Translation«. In: *Perspectives: Studies in Translatology* 11/3, 167–187.

Grbić, Nadja (2006²): »Gebärdensprachdolmetschen«. In: Mary Snell-Hornby, Hans G. Hönig, Paul Kußmaul, Peter A. Schmitt (Hg.): *Handbuch Translation*. Tübingen: Stauffenburg, 321–324.

Griesel, Yvonne (2017): »Babel auf der Bühne. Translation zwischen Ästhetik und Pragmatik«. In: Bloch, Natalie/Heimböckel, Dieter/Tropper, Elisabeth (Hg.): *Vorstellung Europa. Performing Europe. Interdisziplinäre Perspektiven auf Europa im Theater der Gegenwart.* Berlin: Theater der Zeit, 184–198.

Griesel, Yvonne (2016): »Einen offenen Trilog wagen!« In: Richter, Julia/Zwischenberger, Cornelia/Kremmel, Stefanie/Spitzl, Karlheinz (Hg.): *(Neu-)Kompositionen. Aspekte transkultureller Translationswissenschaft.* Berlin: Frank & Timme, 331–348.

Griesel, Yvonne (2014): »Welttheater verstehen«. In: Griesel, Yvonne (Hg.): *Welttheater verstehen.* Berlin: Alexander Verlag, 11–21.

Griesel, Yvonne (2014) (Hg.): *Welttheater verstehen.* Berlin: Alexander Verlag.

Griesel, Yvonne (2007): *Die Inszenierung als Translat: Möglichkeiten und Grenzen der Theaterübertitelung.* Berlin: Frank & Timme.

Griesel, Yvonne (2000): *Translation im Theater: die mündliche und schriftliche Übertragung französischsprachiger Inszenierungen ins Deutsche.* Frankfurt am Main u. a.: Peter Lang.

Groeben, Norbert (1982): *Leserpsychologie: Textverständnis, Textverständlichkeit.* Münster: Aschendorf Verlag.

Gruber, Klemens (2006): »The staging of writing: intermediality and the avantgarde«. In: Chapple, Freda/Kattenbelt, Chiel (Hg.): *Intermediality in Theatre and Performance.* Amsterdam/New York: Rodopi, 181–193.

Happ, Daniela (2005): »Manuelle und nicht manuelle Module der Deutschen Gebärdensprache (DGS): Linguistische Aspekte«. In: Leuninger, Helen/Happ, Daniela (Hg.): *Gebärdensprachen: Struktur, Erwerb, Verwendung.* Hamburg: Helmut Buske, 9–28.

Hillert, Gudrun (2011): »Sprach- und Dolmetschunterricht im audio-visuellen Sprachlabor des Studiengangs Gebärdensprachdolmetschen an der Humboldt-Universität zu Berlin«. In: Schmitt, Peter A./Herold, Susann/Weilandt, Annette (Hg.): *Translationsforschung. Tagungsberichte der LICTRA IX. Leipzig International Conference on Translation & Interpretation Studies 2010,* Teil 1. Frankfurt am Main: Peter Lang, 315–320.

Hintermair, Manfred (2012) (Hg.): *Inklusion und Hörschädigung. Diskurse über das Dazugehören und Ausgeschlossensein im Kontext besonderer Wahrnehmungsbedingungen.* Heidelberg: Median.

Isham, William P. (1998): »Signed language interpreting«. In: Baker, Mona (Hg.): *Routledge Encyclopedia of Translation Studies.* London/New York: Routledge, 231–235.

Ivarsson, Jan/Carroll, Mary (1998): *Subtitling,* Simrishamm: TransEdit.

Jakobson, Roman (1959): »On Linguistic Aspects of Translation«. In: Brower, Reuben, A.: (Hg.): *On Translation*. New York: OUP, 232–239.

Janzen, Terry (2005): »Introduction to the theory and practice of signed language interpreting«. In: Janzen, Terry (Hg.): *Topics in Signed Language Interpreting. Theory and practice*. Amsterdam/Philadelphia: John Benjamins, 3–24.

Janzen, Terry (2005) (Hg.): *Topics in Signed Language Interpreting. Theory and practice*. Amsterdam/Philadelphia: John Benjamins.

Jekat, Susanne J./Jüngst, Heike Elisabeth/Schubert, Klaus/Villiger, Claudia (2014): »Barrieren abbauen. Einleitung«. In: Jekat, Susanne J. et al. (Hg.): *Sprache barrierefrei gestalten. Perspektiven aus der Angewandten Linguistik*. Berlin: Frank & Timme, 7–16.

Jensema, C. (2000): »Time spent viewing captions on television programs«. In: *American Annals of the Deaf*, 143/4, 318–324.

Jensema, C. (1998): »Viewer reaction to Different Television Captioning Speeds«. In: *Journal of Deaf Studies and Deaf Education*, 6/1, 43–53.

Kade, Otto (1968): *Zufall und Gesetzmäßigkeit in der Übersetzung*. Leipzig: VEB Verlag Enzyklopädie.

Kapusta, Dòra (2006): *Übertitel: Ein eigenständiges ästhetisches Theaterelement?* Diplomarbeit. Zürcher Hochschule der Künste. Studiengang Visuelle Kommunikation.

Krejtz, Izabela/Szarkowska, Agnieszka/Łogińska, Maria (2016): »Reading Function and Content Words in Subtitled Videos«. In: *Journal of Deaf Studies and Deaf Education*, 21/2, 222–232.

Kress, Gunther (2010): *Multimodality: a social semiotic approach to contemporary communication*. London: Routledge.

Kronauer, Martin (2010a): »Einleitung - Oder warum Inklusion und Exklusion wichtige Themen für die Weiterbildung sind«. In: Kronauer, Martin (Hg.): *Inklusion und Weiterbildung. Reflexionen zur gesellschaftlichen Teilhabe in der Gegenwart*. Bielefeld: Bertelsmann, 9–23.

Kronauer, Martin (2010b): »Inklusion - Exklusion. Eine historische und begriffliche Annäherung an die soziale Frage der Gegenwart«. In: Kronauer, Martin (Hg.): *Inklusion und Weiterbildung. Reflexionen zur gesellschaftlichen Teilhabe in der Gegenwart*. Bielefeld: Bertelsmann, 24–58.

Kronauer, Martin (2006): »>Exklusion< als Kategorie einer kritischen Gesellschaftsanalyse. Vorschläge für eine anstehende Debatte«. In: Bude, Heinz/Willisch, Andreas (Hg.): *Das Problem der Exklusion. Ausgegrenzte, Entbehrliche, Überflüssige*. Hamburg: Hamburger Edition, 27–45.

Lane, Harlan (2006): »Construction of Deafness«. In: Davies, Lennard J. (Hg.): *The Disability Studies Reader*. New York/London: Routledge, 79–92.

Mahne, Wera (2011): *Ästhetik der Gebärden: Gebärdensprache als Mittel des post-dramatischen Theaters am Beispiel der Diplominszenierung „geistern folgen".* Diplomarbeit. Universität Hildesheim. Institut für Medien, Theater und Populäre Kultur.

Mälzer, Nathalie (2017): »Inklusion im Theater«. In: Gerald, Juliane (Hg.): *Kultur.Inklusion.Forschung.* Weinheim: Beltz Juventa, 182–200.

Mälzer, Nathalie (2016) (Hg.): *Barrierefreie Kommunikation – Perspektiven aus Theorie und Praxis.* Berlin: Frank & Timme.

Mälzer, Nathalie (2016): »Audiodeskription im Museum. Ein inklusiver Audio-guide für Sehende und Blinde«. In: *Barrierefreie Kommunikation – Perspektiven aus Theorie und Praxis.* Berlin: Frank & Timme, 209–229.

Mälzer, Nathalie (2015) (Hg.): *Comics – Übersetzungen und Adaptionen.* Berlin: Frank & Timme.

Mälzer, Nathalie (2015): »Taxonomien von Bild-Text-Beziehungen im Comic«. In: Mälzer, Nathalie (Hg.): *Comics – Übersetzungen und Adaptionen.* Berlin: Frank & Timme, 47–63.

Mälzer, Nathalie (2013): »Der Einfluss der Übersetzungsmodalitäten auf den filmischen Dialog«. In: *trans-kom*, 6/2, 260–284.

Mälzer-Semlinger, Nathalie (2012): »Mitinszenieren bei der Dramenübersetzung«. In: van Lawick, Heike/Jirku, Brigitte E. (Hg.): *Übersetzen als Performanz. Translation und Translationswissenschaft in performativem Licht.* Representation - Transformation 8. Wien u. a.: LIT, 73–86.

McClarty, Rebecca (2012): »Towards a multidisciplinary approach in creative subtitling«. In: Agost, Rosa/Orero, Pilar/di Giovanni, Elena (Hg.): *Multidisciplinarity in Audiovisual Translation.* MonTI 4 2012, Alicante: Publicaciones de la Universidad, 133–153.

Neves, Joselia (2010): »Music to my eyes… Conveying Music for the Deaf and the Hard of Hearing«. In: Bogucki, Łukasz/Kredens, Krzysztof (Hg.): *Perspectives on Audiovisual Translation.* Frankfurt am Main u. a.: Peter Lang, 123–145.

Neves, Josélia (2009): »Interlingual Subtitling for the Deaf and Hard-of-Hearing«. In: Díaz-Cintas, Jorge/Anderman, Gunilla (Hg.): *Audiovisual Translation: Language Transfer on Screen.* Basingstoke: Palgrave Macmillan, 151–169.

Neves, Josélia (2005): *Audiovisual Translation: Subtitling for the Deaf and Hard-of-Hearing. Dissertation.* Roehampton University.

Niedersächsisches Ministerium für Soziales, Gesundheit und Gleichstellung (MS Nds.) (2017): *Aktionsplan Inklusion 2017/2018 für ein barrierefreies Niedersachsen. Schritte zur Umsetzung der UN-Behindertenrechtskonvention.* URL: https://www.ms.niedersachsen.de/download/114629/AKTIONSPLAN_INKLUSION_2017_2018.pdf [letzter Zugriff 22.09.2017].

Pabsch, Annika (2013): *Die Gebärdensprache in deutschen Gesetzen*. Deutscher Gehörlosen-Bund e.V. URL: www.dglb.de/dgb/images/stories/elternratgeber_pdfs/er_buch_pabsch_s22-23_final.pdf [letzter Zugriff 12.09.2017].

Peltzer-Karpf, Annemarie (1994): *Spracherwerb bei hörenden, sehenden, hörgeschädigten, gehörlosen und blinden Kindern*. Tübingen: Narr.

Pfau, Roland/Steinbach, Markus/Woll, Benice (2012) (Hg.): *Sign Language. An international handbook*. Amsterdam: Mouton de Gruyter.

Pfister, Manfred (1997[9]): *Das Drama*. München: Wilhelm Fink.

Pöchhacker, Franz (2004): *Introducing Interpreting Studies*. London/New York: Routledge.

Pöchhacker, Franz (1998): »Simultandolmetschen«. In: Snell-Hornby, Mary/ Hönig, Hans. G./Kußmaul, Paul/Schmitt, P.A. (Hg.): *Handbuch Translation*. Tübingen: Stauffenburg, 301–304.

Raab, Michael (2006): »Die U-Bahn war bumsvoll. Wenn Wörter Aktion werden – Übersetzen fürs Theater und Sinn und Unsinn der Übersetzungswissenschaft«. In: *Theater heute*, 22.

Rausch, Christfried (2011): *Hörbehinderung und Teilhabe. Hörschädigung: Einfluss auf Biografie und Potential für den Bildungsprozess*. Dissertation, Martin-Luther-Universität Halle-Wittenberg, Philosophische Fakultät III - Erziehungswissenschaften. URL: http://digital.bibliothek.uni-halle.de/download/ pdf/1241438?name=H%C3%B6rbehinderung%20und%20Teilhabe [letzter Zugriff: 17.09.2017].

Richter, Julia/Zwischenberger, Cornelia/Kremmel, Stefanie/Spitzl, Karlheinz (2016) (Hg.): *(Neu-)Kompositionen. Aspekte transkultureller Translationswissenschaft*. Berlin: Frank & Timme.

Schmidt-Henkel, Hinrich (2014): »Handreichung für Vereinbarungen mit Auftraggebern für Übertitelungen.«. In: Griesel, Yvonne (Hg.): *Welttheater verstehen*. Berlin: Alexander Verlag, 226–228.

Schubert, Klaus (2016): »Barriereabbau durch optimierte Kommunikationsmittel: Versuch einer Systematisierung«. In: Mälzer, Nathalie (Hg.): *Barrierefreie Kommunikation – Perspektiven aus Theorie und Praxis*. Berlin: Frank & Timme, 15–33.

Schultze, Brigitte (1987): »Theorie der Dramenübersetzung – 1960 bis heute: Ein Bericht zur Forschungslage«. In: *Forum Modernes Theater* 2/1, 5–17.

Schüwer, Martin (2008): *Wie Comics Erzählen. Grundriss einer intermedialen Erzähltheorie der graphischen Literatur*. Trier: Wissenschaftlicher Verlag.

Sheppard, Michael (2008): »Social Exclusion«. In: Darity, William A. Jr. (Hg.): *International Encyclopaedia of the Social Sciences: Rabin, Yitzhak - sociology, micro-* (Bd. 7). Detroit: Gale, 586–589.

Snell-Hornby, Mary/Hönig, Hans. G./Kußmaul, Paul/Schmitt, P.A. (1998) (Hg.): *Handbuch Translation*. Tübingen: Stauffenburg.

Stegmann, Linda (2014): »Inklusives Theater und die Rolle der Translation«. In: *trans-kom* 7/1, 64–98. URL: http://www.trans-kom.eu/bd07nr01/trans-kom_07_01_04_Stegmann_Theater.20140606.pdf [letzter Zugriff: 17.09.2017].

Stone, Christopher (2012): »Interpreting«. In: Pfau, Roland/Steinbach, Markus/Woll, Benice (Hg.): *Sign Language. An international handbook*. Amsterdam: Mouton de Gruyter, 980–998.

Ugarte Chacón, Rafael (2015): *Theater und Taubheit. Ästhetiken des Zugangs in der Inszenierungskunst*. Bielefeld: transcript.

Universität Hamburg (o.J.): »Erläuterungen zur Transkription«. URL: https://www.sign-lang.uni-hamburg.de/projekte/slex/seitendvd/intro/transkr.htm [letzter Zugriff: 17.09.2017].

Vervecken, Anika (2012a): »Surtitles: Types and functions«. In: Bruti, Silvia/di Giovanni, Elena (Hg.): *Audiovisual Translation across Europe. An Ever-changing Landscape*. Oxford u. a.: Peter Lang: 235–256.

Vervecken, Anika (2012b): »Surtitling for the Stage and Directors' Attitudes: Room for Change«. In: Remael, Aline/Orero, Pilar/Carroll, Mary (Hg.) (2012): *Audiovisual Translation and Media Accessibility at the Crossroads. Media for All 3*. Amsterdam/New York: John Benjamins, 229–247.

Weaver, Sarah (2010): »Opening doors to opera. The strategies, challenges and general role of the translator«. In: *inTRAlinea* 12, o.S. URL: http://www.intralinea.org/archive/article/1660 [letzter Zugriff: 18.09.2017].

Witthuhn, Karen (2014): »'Getting Acrozz' – eine Alternative«. In: Griesel, Yvonne (Hg.): *Welttheater verstehen*. Berlin: Alexander Verlag, 146–156.

Wünsche, Maria (2016): »Das Spannungsfeld zwischen Barrierefreiheit und Inklusion am Beispiel der Theaterübertitelung«. In: Mälzer, Nathalie (Hg.): *Barrierefreie Kommunikation – Perspektiven aus Theorie und Praxis*. Berlin: Frank & Timme, 193–208.

Wünsche, Maria (2015): *Das inklusive Potenzial der Theatertranslation. Aufführungen für gehörlose, schwerhörige und hörende Personen*. Masterarbeit. Universität Hildesheim. Institut für Übersetzungswissenschaft und Fachkommunikation.

Zárate, Soledad (2014): *Subtitling for deaf children. Granting accessibility to audiovisual programmes in an educational way*. Dissertation. University College London. Centre for Translation Studies.

Zárate, Soledad (2010): »Bridging the gap between Deaf Studies and AVT for Deaf children«. In: Díaz Cintas, Jorge/Matamala, Anna/Neves, Josélia (Hg.):

Media for All 2. New Insights into Audiovisual Translation and Media Accessibility. Amsterdam/New York: Rodopi, 159–174.

Zethsen, Karen (2009): »Intralingual Translation: An Attempt at Description«. In: *Meta. Journal des traducteurs,* 54/4, 795–812. URL: https://www.erudit. org/fr/revues/meta/2009-v54-n4-meta3582/038904ar.pdf [letzter Zugriff: 18.09.2017].

Weitere Quellen

Bourani, Andreas (2014): »Auf uns«. Auf: *Hey.* Berlin: Vertigo.

BwieZack. URL: https://de-de.facebook.com /BwieZack/ [letzter Zugriff: 18.09.2017].

deBühne Förderprogramm des Theaterhauses Hildesheim. URL: https://www. theaterhaus-hildesheim.de/index.php/theaterhaus/projekte/hauseigene-projekte/debuehne [letzter Zugriff: 20.09.2017].

Freie Bühne München. URL: www.freiebühnemünchen.de/wir/idee [letzter Zugriff: 10.08.2017].

Gebärdensprachwörterbuch SPREADTHESIGN. URL: www.spreadthesign.com [letzter Zugriff: 10.08.2017].

Gebrüder Grimm: »Das arme Mädchen«. URL: literaturtipps.eu/pdf/das_arme_ maedchen.pdf [letzter Zugriff: 20.09.2017].

Hans Otto Theater Potsdam. URL: http://www.hansottotheater.de/presse/pressemitteilungen/pm-33/stehen [letzter Zugriff: 18.09.2017].

Inszenierung »« der Theatergruppe VOLL:MILCH. URL: vollmilch.me/anführungszeichenschlusszeichen.html [letzter Zugriff: 18.09.2017].

Klub Kirschrot. URL: klubkirschrot.de [letzter Zugriff: 18.09.2017].

Panthea beim Festival d'Avignon. URL: http://panthea.com/2017-avignon-festival.html [letzter Zugriff: 18.09.2017].

Placey, Evan (2013): *Mädchen wie die.* Aus dem Englischen übersetzt von Frank Weigand. Premiere: 12.07.2013, Birmingham Repertory Theatre. Deutsche Premiere: 17.09.2016, Theater Duisburg.

Projekt Inklusives Theater. URL: https://www.uni-hildesheim.de/fb3/institute/ institut-fuer-uebersetzungswiss-fachkommunikation/forschung/forschungsprojekte/inklusives-theater/ [letzter Zugriff: 18.09.2017].

Sloan, Holly Goldberg (2015): *Glück ist eine Gleichung mit 7.* Aus dem Englischen übersetzt von Wieland Freund. München: Hanser.

Spectitular Übertitelungssoftware. URL: http://spectitular.com [letzter Zugriff: 18.09.2017].

Un:Label. URL: www.un-label.eu/works/about/ [letzter Zugriff: 10.08.2017].

Volxakademie Bethel. URL: www.theaterwerkstatt-bethel.de/Volxakademie.html [letzter Zugriff: 10.08.2017].

Tafelteil 1: Der Übertitel als eigenständige Figur. Szene aus Club der Dickköpfe und Bes-*serwisser von Klub Kirschrot. © Andreas Hartmann*

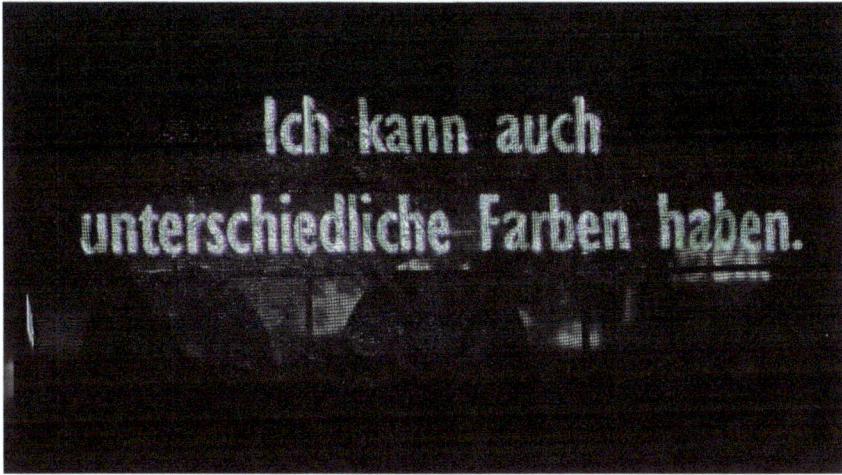

Tafelteil 2: Der Übertitel als Requisit. Szene aus Club der Dickköpfe und Besserwisser *von Klub Kirschrot mit Sarah Kramer, Marietheres Jesse. © Andreas Hartmann*

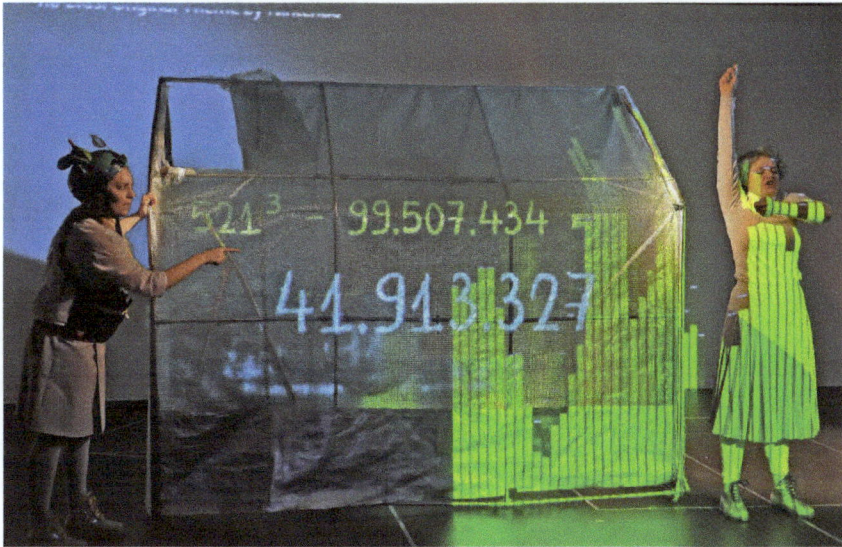

Tafelteil 5: *Übertitel mit Gebärden. Szene aus* von außen zu nah *von BwieZack mit Theresa Frey, Petra Jeroma, Larissa Probst.* © Markus Wolter

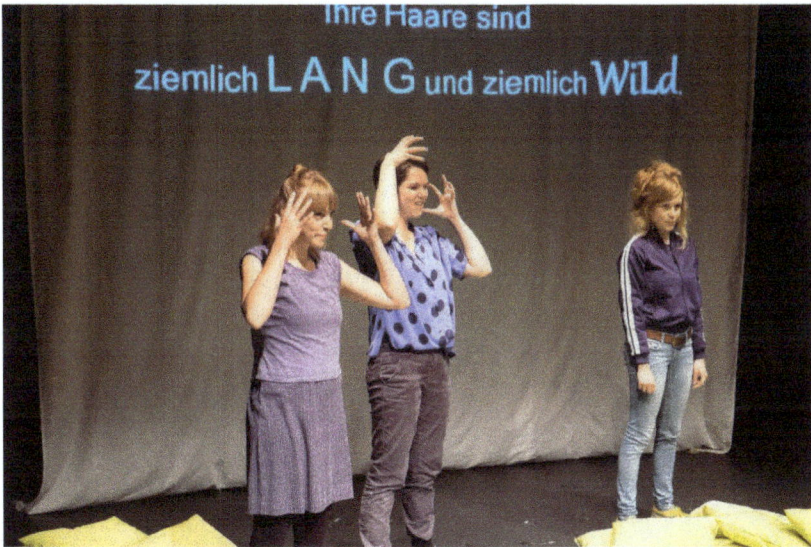

Tafelteil 6: *Übertitel live getippt. Szene aus* von außen zu nah *von BwieZack mit Theresa Frey, Petra Jeroma, Larissa Probst.* © Markus Wolter

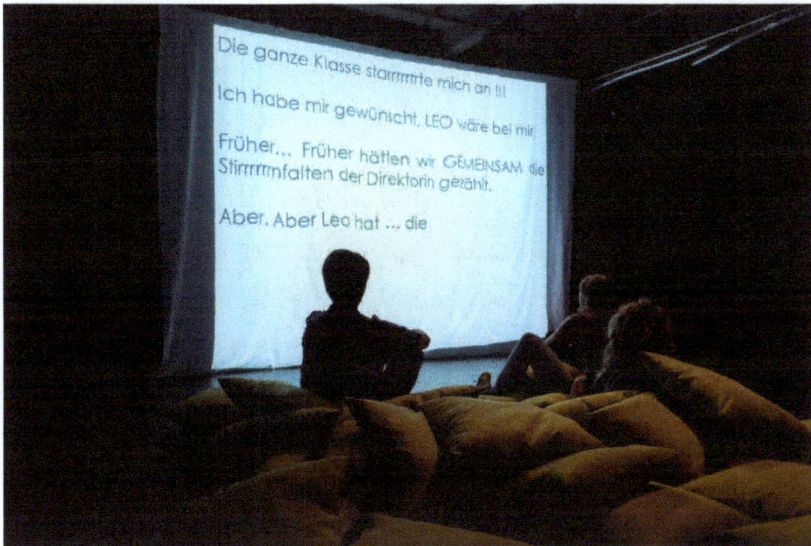

Tafelteil 7: Zuweisungen mit Publikumsvotum. Szene aus von außen zu nah *von BwieZack* mit Petra Jeroma, Larissa Probst. © Markus Wolter

Leipziger Studien zur angewandten Linguistik und Translatologie
Herausgegeben von Peter A. Schmitt

Diese Reihe hat ihre Wurzeln zum einen in der von Prof. Dr. Rosemarie Gläser gegründeten Reihe "Leipziger Fachsprachen-Studien" (LFS), die nicht fortgeführt wird, zum andern in der "Leipziger Schule der Übersetzungswissenschaft" und der seit 1956 an der Universität Leipzig bestehenden Übersetzer- und Dolmetscherausbildung. Im Gegensatz zu der explizit auf Fachsprachen fokussierten bisherigen LFS-Reihe bietet diese Reihe ein Forum für das erheblich größere Themenspektrum, das charakteristisch ist für die Forschung und Lehre am Institut für Angewandte Linguistik und Translatologie (IALT) seit der Wende. Die Analogie des Reihentitels zum Namen des Instituts ist insofern Programm. Gleichwohl bedeutet dies und die Nennung von Leipzig im Titel nicht, dass hier ausschließlich Arbeiten von Personen publiziert werden, die in Leipzig im Allgemeinen und am IALT im Besonderen arbeiten. Es soll lediglich signalisieren, dass die Reihe in Leipzig angesiedelt ist und dass die Schriften dieser Reihe den inhaltlichen und wissenschaftlichen Kriterien des IALT entsprechen: Arbeiten von hochrangiger Qualität in Inhalt, Form und Sprache, die einen jeweils relevanten Beitrag zur Wissenschaft, Forschung, Lehre und Praxis im Bereich des Übersetzens und Dolmetschens leisten. Ein Aspekt dieses Konzepts ist es, dass hier nicht nur bereits bekannte Personen vertreten sein sollen, sondern dass auch herausragende Nachwuchswissenschaftler und Nachwuchswissenschaftlerinnen ihr Debut in der Forschungsgemeinschaft geben können.

Band 1 Gerd Wotjak (Hrsg.): 50 Jahre Leipziger Übersetzungswissenschaftliche Schule. 2006.

Band 2 Elvira Mertin: Prozessorientiertes Qualitätsmanagement im Dienstleistungsbereich Übersetzen. 2006.

Band 3 Eberhard Fleischmann: Postsowjetisches Russisch. Eine Studie unter translatorischem Aspekt. 2007.

Band 4 Brigitte Horn-Helf: Kulturdifferenz in Fachtextsortenkonventionen. Analyse und Translation. Ein Lehr- und Arbeitsbuch. 2007.

Band 5 Peter A. Schmitt / Heike E. Jüngst (Hrsg.): Translationsqualität. 2007.

Band 6 Silke Nagel / Susanne Hezel / Katharina Hinderer / Katrin Pieper: Audiovisuelle Übersetzung. Filmuntertitelung in Deutschland, Portugal und Tschechien. 2009.

Band 7 Heike Elisabeth Jüngst: Information Comics. Knowledge Transfer in a Popular Format. 2010.

Band 8 Holger Siever: Übersetzen und Interpretation. Die Herausbildung der Übersetzungswissenschaft als eigenständige wissenschaftliche Disziplin im deutschen Sprachraum von 1960 bis 2000. 2010.

Band 9 Patrick Herz: Ein Prozess – vier Sprachen. Übersetzen und Dolmetschen im Prozess gegen die Hauptkriegsverbrecher vor dem Internationalen Militärgerichtshof Nürnberg, 20. November 1945 – 1. Oktober 1946. 2011.

Band 10 Peter A. Schmitt / Susann Herold / Annette Weilandt (Hrsg.): Translationsforschung. Tagungsberichte der LICTRA. IX. Leipzig International Conference on Translation & Interpretation Studies, 19. – 21.5.2010. Teil 1 und Teil 2. 2011.

Band 11 Anne Panier / Kathleen Brons / Annika Wisniewski / Marleen Weißbach: Filmübersetzung. Probleme bei Synchronisation, Untertitelung, Audiodeskription. 2012.

Band 12 Discourses of Translation. Festschrift in Honour of Christina Schäffner. Edited by Beverly Adab, Peter A. Schmitt and Gregory Shreve. 2012.

Band 13 Linus Jung (Hrsg.): Übersetzen als interdisziplinäre Herausforderung. Ausgewählte Schriften von Gerd Wotjak. 2012.

Band   14   Ulrike Thamm: Wörterbücher der Deutschen Gebärdensprache. Sprachspezifische Besonder-
               heiten und deren Bearbeitung in ausgewählten Wörterbüchern. 2014.

Band   15   Annette Weilandt: Terminologiemanagement. Ein prozessorientierter Ansatz am Beispiel der
               Automobilindustrie. 2015.

Band   16   Alexander Behrens: Lokalisierbarkeit von User-Interface-Strings. Übersetzerische Aspekte der
               Internationalisierung und Lokalisierung von Software, untersucht anhand der Übersetzungs-
               richtungen Englisch-Deutsch und Englisch-Russisch. 2016.

Band   17   Anja Schüler: Neologismen in der Science Fiction. Eine Untersuchung ihrer Übersetzung vom
               Englischen ins Deutsche. 2016.

Band   18   Anja Christina Klaus: Zu ausgewählten Problemen der Übersetzung von Operetten. 2016.

Band   19   Nathalie Mälzer / Maria Wünsche: Inklusion am Theater. 2017.

www.peterlang.com